金塊 文化

金塊 文化

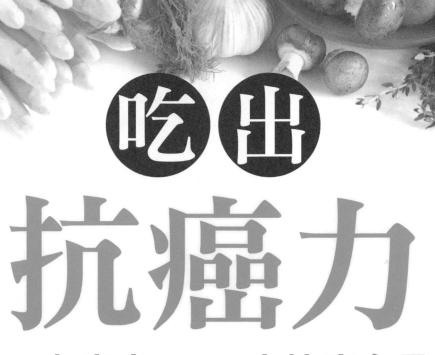

吃出
抗癌力

10大癌症 X 10大抗癌食品

徐力、鹿競文◎主編

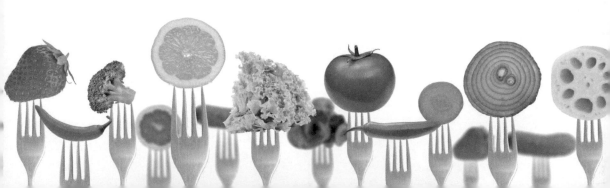

《2012中國腫瘤登記年報》公佈了一組讓人震驚的資料：每年新發腫瘤病例約為312萬例，平均每天8550人，全中國每分鐘有6人被診斷為癌症。我國居民因癌症死亡的機率是13%，即因病死亡每7~8人中有1人是因癌死亡。我國近20年來癌症呈現年輕化、發病率和死亡率「三線」走高的趨勢。中國已經成為腫瘤大國，每年有312萬腫瘤患者被確診，約占中國總人口的2.3%，全球新發病例的31.2%；每年有270萬中國人死於癌症，約占世界腫瘤死亡人數的54%。難怪有腫瘤科的醫生開玩笑說：「腫瘤家家有，不是親戚就是朋友。」

　　雖然人們對腫瘤的定位已經逐步從罕見的絕症轉變成常見的慢性病，但手術、化療、放療依然是令人毛骨悚然的道道關口，持續而高昂的治療費用也給患癌家庭帶來了沉重的經濟和精神負擔。西醫國際化的腫瘤治療標準已經較為成熟規範，但猶如天書一般的專業術語卻讓一般民眾難以理解。所謂祖傳絕技、偏方治大病、秘方消瘤的傳說又給中醫治療癌症包裹起層層迷霧，讓患者將信將疑莫衷一是。如何用實事求是的嚴謹態度揭開中醫藥治療腫瘤的神秘面紗，如何讓一般民眾掌握遠離癌症、戰勝癌症的方法，是中醫腫瘤學者義不容辭的責任。

　　本書作者精心搜集篩選了臨床實踐證實有效的抗癌中藥、抗癌驗方、抗癌食品和抗癌藥膳，針對我國發病率前10位的惡性腫瘤編寫此書，用通俗易懂的語言，深入淺出講述中醫抗癌知識，提供操作簡便的食療藥膳方，方便讀者學習和製作。

　　「什麼該吃，什麼不該吃」是所有腫瘤患者和家屬最想知道的事情，也是腫瘤科醫生該講卻沒有時間講的事情。本書的概說部分對於哪些食物可以防癌抗癌，營養元素與腫瘤有什麼關係，什麼樣的飲食習慣

有利於防癌，腫瘤病人要不要忌口，什麼是中醫的辨證施食，如何根據自己的體質選擇食物，腫瘤患者各種特殊症狀的飲食治療等具體問題進行了細緻的講解和分析；詳解部分圍繞國人10大高發腫瘤——肺癌、胃癌、結直腸癌、肝癌、食管癌、乳腺癌、胰腺癌、淋巴瘤、膀胱癌、甲狀腺癌，分為10個章節介紹針對該病種最有治療和預防價值的10種抗癌食物，並對食物的功效、適宜人群和食用注意進行詳細說明。

將民眾的廚房變成抗癌防癌的根據地，正是本書的價值所在。

——徐力、鹿競文 2014年1月於南京中醫藥大學

目錄

CONTENTS

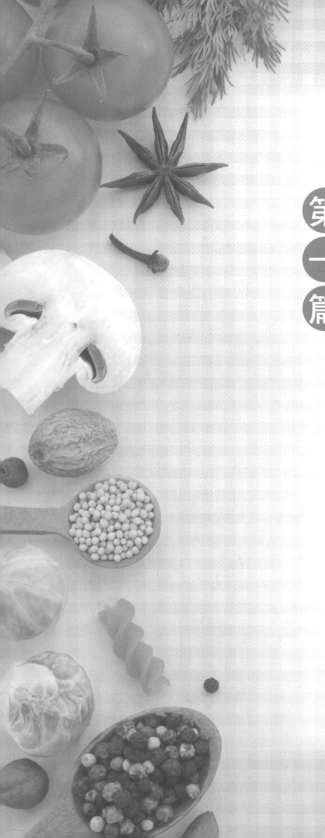

第一篇 抗癌食品概說

近幾年，癌症成了常見病，雖然人人避之不及，卻又因癌症發病因素的複雜而使預防難上加難。基因、環境、生活習慣、病毒感染等是腫瘤發生的主要因素。

　　基因是父母給的，我們無從選擇，雖說基因治療被炒得沸沸揚揚，但惠及一般民眾還需時日，改變腫瘤易感基因目前還不可行；我們生活的大環境看上去也不讓人樂觀，有關空氣、水、土壤的污染報告讓人觸目驚心，為了擺脫癌症的陰影，我們只能通過努力優化生活的小環境，消除誘癌因素。

　　中國人向來認為民以食為天，一日三餐大有文化，飲食的健康與否直接影響著生命的質量。常言道「病從口入」，不健康的飲食可能誘發癌症，健康的飲食，尤其是進食具有防癌、抗癌作用的食物，則是抵禦癌症最持久有效的武器。

　　抗癌的秘方不在醫院藥房，而是在自家的廚房。我們所吃的東西是身體新陳代謝的原料，原料有問題談何不生病。吃什麼、怎麼吃才是腫瘤科醫生最該講，卻沒有機會講的東西。

第1章
食品是最好的藥物

1 食物中的抗癌明星

抗癌食品排名

目前已知的具有抗癌功效的食品有500餘種，其中常見的抗癌食品如下：

蔬菜類

高麗菜、歐芹、菜花、金針、薺菜、芥菜、蕪菁、大白菜、洋白菜、大蔥、雪里蕻、韭菜、蓴菜、萵苣、青菜、茼蒿、菊花、芹菜、茭白、黃豆芽、莧菜、洋蔥等。

肉類

青魚、鯽魚、銀魚、蚌肉、田螺、豬血、豬肝、豬腰、雞胗、鴨肉、墨魚、鵝血等。

根莖類

番薯、胡蘿蔔、山藥、洋蔥、大蒜、馬鈴薯、芋頭、西洋參、沙參等。

果實類

　　黃瓜、番茄、紅棗、枸杞子、奇異果、甜椒、菱角、餘甘子、山楂、大豆、苦瓜、冬瓜、茄子、橄欖、枇杷、楊梅、刀豆、菜豆、絲瓜、桑葚、葡萄、蘋果、牛蒡等。

食用菌類

　　茯苓、白蘑菇、口蘑、松蘑、滑菇、銀耳、火菇、金針菇、香菇、平菇、猴頭菇、木耳、羊蘑、側耳等。

其他

　　麥麩、麥糠、鵪鶉蛋、綠茶、紫菜、海帶、燕窩、海藻、魚翅、紅花油、松針、酸牛奶、桂油、文蛤、大豆油等。

抗癌食品癌症發生抑制率

　　53 種抗癌食品癌症發生抑制率及排行見表1。

表1：53種抗癌食品癌症發生抑制率及排行表

名稱	熟蕃薯	奇異果	茯苓	魚翅	海帶提取物	生番薯	高麗菜	白蘑提取物
抑制率（%）	98.7	98	96	95	94.8	94.4	91.4	91.3
名稱	口蘑	餘甘子	紅棗	松蘑提取物	枸杞子提取物	滑菇	銀耳	歐芹
抑制率（%）	91	90	90	90	90	86	84	83
名稱	桂油	火菇	金針菇	香菇	平菇	茄子皮	側耳	帶魚鱗
抑制率（%）	82	81.1	81	80	75.3	74	72	70

名稱	猴頭菇	山楂子	大豆油	甜椒	紅花油	松針	胡蘿蔔	文蛤
抑制率（％）	69.3	50-70	57	55.5	52	48	46.5	40-50
名稱	木耳	松口蘑	豆腐乳	鵝血	酸牛奶	金花菜	蕪菁	薺菜
抑制率（％）	42	42	41.1	40	38.9	37.6	34.7	32.9
名稱	玉蕈	雪里蕻	洋蔥汁	菱實	蕃茄	牛蒡汁	茄子汁	大蔥
抑制率（％）	30	29.8	29	28.8	23	19	18	16.3
名稱	洋白菜	大蒜	黃瓜	羊蘑	大白蔥			
抑制率（％）	16	15.9	14.3	12.7	7.4			

2 營養素與癌症發生的關係

🌿蛋白質

　　飲食中蛋白質攝入量過低或過高都是腫瘤產生的危險因素。流行病學和動物實驗結果表明，如果膳食中蛋白含量較低，可促進人和動物腫瘤的發生。若提高蛋白質含量，則可抑制動物腫瘤的發生，但當攝入量在需要量的2倍以上會促進腫瘤生長。

　　流行病學調查發現，膳食結構中植物性蛋白或動物性蛋白攝入量較高的國家，結腸癌與乳腺癌的發病率也隨之增加。牛肉、豬肉攝入

過多會增加乳腺癌發病的危險性。

脂肪

　　脂肪與癌症的關係最為密切，攝入過多的脂肪以及脂肪酸會增加大腸癌、乳腺癌、子宮內膜癌的發病率。脂肪過多會導致體內一些激素產生過多，從而誘發癌症，如雌激素過多與乳腺癌發病密切相關。乳腺癌患者確診時如果體重超出正常或過度肥胖，提示預後不良，容易出現腫瘤轉移、復發和其他肥胖相關性疾病的發生，但是不明原因的體重下降，可能是腫瘤復發的症狀之一，因此需嚴密監測患者的體重情況。有報導指出，給予乳腺癌患者低脂飲食可減少24%的復發風險。

　　大腸癌高發區的人群，每人每日平均攝入脂肪在120g以上，而中華營養學會推薦每人每日的油脂攝入量僅為25~30g。高脂肪飲食增加腸道內厭氧菌的數目和膽汁中類固醇的分泌量，長期大量的膽酸進入腸道會導致腸癌發生，且膽固醇和膽酸的代謝產物在腸道內通過緩慢，會改變腸壁細胞的通透性，促進腸道對致癌物質的吸收，加快腸道上皮樣增生，誘發腸癌和其他腫瘤。

　　脂肪還能使腎上腺皮質激素中的雄烯二酮轉化為雌酮，增加乳腺癌的患病率。但Ω-3脂肪酸是脂肪中特殊的一類，它不但不會促進癌症形成，反而還有防止Ω-4脂肪酸誘發癌症的作用。因此，在脂肪攝入比例中提高Ω-3脂肪酸的比例可以預防腫瘤。魚油中就含有豐富的Ω-3脂肪酸，腫瘤患者可適當服用魚油作為保健品。

糖類

　　包括澱粉、糖和非澱粉多糖，糖類與腫瘤的關係較為複雜，不能

一概而論。脂肪和糖類的攝入量會影響DNA的氧化水準，食用大量精製澱粉會增加患胃癌、結直腸癌的風險，而香菇多糖、靈芝多糖、枸杞多糖、海帶多糖、人參多糖等，則具有防癌的作用。

🌱維生素

1.β-胡蘿蔔素：具有抗氧化作用，能預防DNA損傷、脂質過氧化和蛋白質氧化所造成細胞癌變的發生。有報導稱，通過食物攝取β-胡蘿蔔素可降低肺癌的發病率，但也有大樣本的臨床試驗發現，攝入高劑量的β-胡蘿蔔素補充劑反而增加了肺癌的患病風險，因此，β-胡蘿蔔素的補充還是以食物途徑最為安全。食物來源：橙色蔬菜水果和深綠色葉菜，如胡蘿蔔、甘薯、南瓜、芒果、甘藍、木瓜、菠菜等。

2.維生素D：維生素D、葉酸及鈣通過與膽汁酸在空腸的結合，阻止了膽汁酸的致癌作用，從而預防結直腸癌復發。食物來源：牛奶、魚類、蛋黃、橙汁、乳酪等。

3.維生素E：一種脂溶性抗氧化劑，可清除自由基，保護細胞膜的重要結構成分，以及防止多不飽和脂肪酸被氧化。維生素E可降低食管癌、胃癌的發病。食物來源：植物油，如葵花籽油、紅花油、玉米油、黃豆油；及以植物油為原料的人造黃油、起酥油和蛋黃醬；整粒穀物、果仁、種子和麥胚。

4.維生素C：一種水溶性抗氧化劑，參與膠原合成、脂肪轉運、去甲腎上腺素合成和前列腺素代謝等，可防止細胞的氧化損傷，降低癌症和心血管疾病的風險。維生素C不耐高溫，因此長時間高溫燉煮食物會降低其維生素C的利用率。食物來源：蔬菜、塊莖和乳汁（包括母乳），每天應攝入新鮮蔬菜400~500g，水果100~200g。具體食物包括

甘藍、高麗菜等綠葉蔬菜，及辣椒、番茄、南瓜、馬鈴薯、木薯、芋頭、柑橘、芒果、香蕉、草莓、甜瓜等。

5.維生素B$_{12}$和葉酸：缺乏維生素B$_{12}$將導致尿嘧啶在DNA中含量過高而被修復系統識別和切除，造成DNA的斷裂，染色體不穩定，從而引起細胞惡變。研究表明，長期慢性的葉酸與維生素B$_{12}$缺乏與食管鱗狀細胞癌和胃賁門腺癌高發有關。葉酸可改善乙醇對乳腺癌的危險因素，降低乳腺癌復發轉移的風險。食物來源：葉酸主要存在於綠葉蔬菜、整粒穀物中；維生素B$_{12}$主要在人體結腸內由細菌合成，也存在於動物性食物中。

🌱 礦物質、微量元素

1.鈣：鈣能吸收和結合腸道中的脂肪酸、膽汁酸等致癌物，影響細胞生化反應，調控細胞生長，起到預防腸道腫瘤的作用。研究證實，每天從飲食中攝取超過412mg鈣、從補鈣產品中攝取至少800mg鈣的女性，患直腸癌的風險降低46%。有意識地通過膳食補鈣2~3個月，使腸道細胞分裂速度減慢，可降低腸癌的發生。但攝入過多鈣質則會增加前列腺癌發生，推薦成人每日攝入鈣質≤1500mg/d為宜。食物來源：乳類及乳製品，豆類與豆製品，魚、蝦、蟹類與海產品等。

2.鎂：鎂能保持基因組穩定性，參與DNA合成、分解與修復。據報導，飲水高鎂可減少肝癌、結腸癌、直腸癌的發生。食物來源：綠色蔬菜、穀類、肉類及飲用水。

3.硒：硒能減少腫瘤細胞的DNA及RNA和蛋白質的合成，抑制腫瘤細胞的增殖和能量代謝，防止DNA突變，維持細胞正常功能。大量資料證明，人體內硒濃度與癌症的發生率呈負相關，癌症患者血液中

的硒濃度低於健康人。食物來源：動物內臟、海產品、瘦肉等。

　　4.鋅：鋅可穩定生物膜，消除超氧基。缺鋅會導致消化道黏膜上皮細胞的過度增生和角化，增加人體B肝、C肝的易感性，增加舌癌、食管癌等的風險。食物來源：首選牡蠣，其次為其他海產品、肉類、肝臟、蛋類等。

　　5.鈉：高鹽高鈉飲食會導致黏膜組織損傷，改變胃的黏液保護屏障功能，有利於幽門螺桿菌的增長繁殖，會增加胃癌的發病風險。營養學會推薦每日食鹽的攝入量應控制在6g以下，烹飪時選擇低鈉鹽有利於健康。

第2章
良好的飲食習慣
和食品本身同樣重要

1 怎樣吃才能預防癌症

要預防癌症，在飲食上要注意以下各點：

1.維持正常體重，拒絕高熱量的飲料和食物，適當運動，避免過度肥胖。

2.減少食物中致癌物質和致癌前體物的攝入，如黃麴黴素（黴變的玉米、花生）、苯並芘（煙燻油炸食物和被機油、柏油污染的糧食）、熱解氨基酸（油煎蛋白類食物）、亞硝胺（醃製和變質食物、過夜剩菜）。

3.增加保護性營養素的攝入，每天吃5種甚至更多的蔬菜和水果。

4.多吃粗加工的穀物類食物。

5.限制精細加工的食物和紅肉類食物的攝入。

6.不飲用烈性酒，避免過量飲酒。

② 飲食安全很重要

安全飲食要做到：

1.進食之前徹底洗淨雙手。

2.食物要保持潔淨，蔬菜和水果要徹底清洗。

3.生食和熟食分開放，切生食和熟食的刀具也要分開。

4.肉、家禽、海鮮等要徹底煮熟，牛奶、果汁也要進行巴氏消毒後飲用。

5.食物要低溫保存（低於4℃）。

6.外出就餐時儘量避免食用涼拌菜或未經煮熟生食的菜。

7.避免飲用未經煮沸的水，如自來水、井水等。

第3章

腫瘤病人要忌口嗎？

　　通常的忌口概念，就是去除或不進食有害的食品。

　　忌口之說與治療缺乏有效的方法有關，在以往很長的時間內，忌口僅僅是針對「熱病」而言，即急性傳染性疾病、炎性疾病和許多有發熱症狀的疾病。自從人類發明了有效的抗生素，這類疾病已經不再強調忌口。但至今我們仍缺乏針對腫瘤的有效治療方法，因此許多醫生和腫瘤患者都似乎十分重視忌口的問題。然而需要忌口的食物種類名目繁多，各地風俗不同，忌口的食品也各異，不少患者莫衷一是，甚至什麼都不敢吃，生怕吃錯了東西把腫瘤吃復發了。

　　其實即使是古代名醫，也不苛求患者嚴格忌口，只要掌握一些基本的原則，忌口就不再是一個複雜的問題了。比如，古代中醫就指出，人「以胃氣為本」，「胃以喜為補」，即人的健康與消化功能密切相關，能夠刺激食欲，不增加消化系統負擔的食物就是對人體有補益作用的食品。

　　「人生皆由穀氣入骨，化生氣血，以長精神」，即人的生命活動有賴於食物的消化吸收，食物中的營養物質是人體新陳代謝的物質基礎，只有物質基礎豐富了，才能促進人精神活動。因此忌口需要因人、因病、因證、因地、因時而異，不能盲目跟風，人云亦云。尤其是對於一些晚期腫瘤的患者，食物的攝取對支持治療及預防疾病惡質有著極為重

要的作用，更要破除忌口的迷信，在消化吸收功能可以承受的範圍內攝入品種豐富的食品，保證營養的充足均衡，延長生存期。

忌口的總體要求在於飲食清淡、易消化、營養全面，具體原則是根據患者辨證情況，結合食物的寒熱屬性來選擇忌口的食物。「熱者寒之，寒者熱之」，辨證屬寒的患者要忌食生冷寒涼的食物，多吃溫熱性的食物，食用食品飲料（包括中藥的溫度）也應偏溫為宜；反過來，如果辨證屬熱的患者，就要忌食辛辣刺激以及溫熱性的食品，宜食用性質偏寒涼的食物，食物溫度也不應過熱，以常溫為佳。

在食品五味方面，「氣辛而葷，則性助火散氣；味重而甘，則性助濕生痰；體柔而滑，則性通腸利便；質硬而堅，則食之不化；烹燒而熟，則服之氣壅。」辨證屬於熱症者，也就是一般我們常說容易上火的人群，忌辛辣芳香、氣味濃郁的食品，比如火鍋、麻辣燙、燒烤、油炸食品、麻辣香鍋等等；而辨證屬於寒症的患者則不要常吃冰淇淋、冷飲、生魚片、壽司、苦瓜等性質和溫度偏寒涼的食品；辨證屬於濕症、痰症的患者，不能過食甘甜、黏膩的食物，如年糕、湯圓、糖果、巧克力等。

腹瀉的患者應少吃體質柔滑的食物，如葉菜類、芹菜、玉米等高纖維的果蔬以及松子、杏仁等種子類食品，而對於便秘的患者，這類食物則是最安全的通便劑，應該多吃。氣滯的患者應該少吃容易引起胃腸脹氣的食物，如花生、牛奶、馬鈴薯、黃豆、甘薯、芋頭等；有出血傾向的患者要少吃含有紅花、丹參、山楂、紅糖等成分的食品和保健品，反過來，對於瘀血的患者就應多吃這類活血的食品。

由此可見，辨證忌口是根據每個不同患者甚至同一個患者不同階段的情況而靈活變化的，只有適合自己的，才是最好的。

第4章
中醫教你辯證論食

1　中醫食療原理

　　中醫食療重視食物的不同性味和作用，就是用食物性味的偏勝來調整人體氣血陰陽，扶正祛邪，以期「陰平陽秘，精神乃治」。

　　食物的性是指「四性」，即寒、熱、溫、涼四種食性。涼性和寒性，溫性和熱性，在作用上有一定同質性，只是在作用大小方面稍有差別。此外，有些食物其食性平和，稱為平性。能減輕或消除熱症的食物，屬寒涼性；能減輕和消除寒症的食物屬溫熱性。一般認為，寒涼性食物大都具有清熱、瀉火、解毒作用，常用於熱性病症。溫熱性食物大多具有溫中、助陽、散寒等作用，常用於寒性病症。平性食物則有健脾、開胃、補益身體的作用。

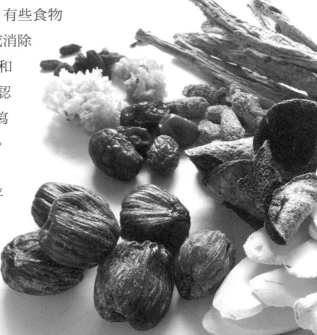

② 食品的寒熱分類

常見食品寒熱表見表2。

表2：常見蔬果肉食的寒熱屬性

類別	熱性	溫性	平性	涼性	寒性
水果	榴蓮、桂圓、紅毛丹	芒果、金橘、番石榴、椰子肉、荔枝、櫻桃、松子、核桃	蘋果、石榴、梅子、鳳梨、波羅蜜、葡萄、葡萄乾、枇杷、無花果、葵花子、榛子	梨、橙、木瓜、香蕉、桃、檸檬、羅漢果、柿乾、杏、奇異果、椰漿、橄欖、李子、甜瓜、蜜瓜、楊桃	馬蹄、山竹、西瓜、甘蔗、柚子、慈菇、
蔬菜		南瓜、洋蔥、韭菜、炸薯條、紅蘿蔔、甜菜、大蔥、刀豆	大豆、白菜、小白菜、胡蘿蔔、青椒、蘑菇、銀耳、木耳、葛根粉	青菜、青豆、藕粉、豆芽、蘆筍、冬瓜、絲瓜、蕃茄、波菜、薺菜、豆腐、芹菜、花菜、綠花椰、白蘿蔔、裙帶菜	苦瓜、黃瓜、苦菜、仙人掌、竹筍、髮菜、海帶、茄子
調料	辣椒、肉桂粉、乾薑、生薑、大蒜、花椒	胡椒、味精、八角、茴香、丁香、飴糖、紅糖、赤砂糖、醋、香菜	白砂糖、冰糖、蜂蜜、白芝麻、黑芝麻	鹽、醬油	

類別	熱性	溫性	平性	涼性	寒性
肉類	羊肉、鹿肉、牛肉	蝦、河豚、鱔魚、沙丁魚、鵝、海參、淡菜、鰱魚、豬肚	雞蛋、鴿子蛋、鵪鶉蛋、雞、鴿子、鵪鶉、鯉魚、泥鰍、銀魚、鱈魚、魚翅、鮑魚、鰻魚、黃花魚、鯽魚、鱸魚、鯧魚、墨魚、章魚、魷魚、海蜇、文蛤、甲魚、豬排骨、豬肉、豬腎、豬心、牛肝、牛肚、燕窩	鴨蛋、蛇肉、烏骨雞、田雞、蜆、螺、蛤蠣、蟹、兔肉、豬頭肉、豬肉、豬腦、	河蚌、鴨肉
主食薯豆		糯米、高粱、西米	大米（粳米）、小麥、玉米、燕麥、黃豆、馬鈴薯、山芋、花生、黑豆、番薯	綠豆、蕎麥、大麥、小米、黑麥	蒟蒻
飲料	酒（主要是白酒）	咖啡、可可、紅茶	水、豆漿、牛奶、優酪乳、豆奶、白茶、黑茶、青茶、礦泉水	黃茶、汽水、大部分的果汁	綠茶、涼茶、冰

第5章
各種症狀的飲食原則及改善方法

1 納差

1.少量多餐，提供高熱量、高蛋白飲食，如不能每次進餐都足量進食，可在兩餐之間吃一些營養小點心，如：烤炙豆類、炒蛋、芝士麵包、罐頭、餛飩、肉餡薯餅、雞蛋餅、蜜汁南瓜、奶粉馬鈴薯泥、灌湯紫薯等。此外，還可補充飲料或其他營養補充品。

2.儘量不接觸未被加工的食物，尤其是魚、肉等有特殊氣味的食材；儘量少讓患者自己烹飪油膩的食物，以免影響食欲。

3.嘗試使用各種溫和的調味品，經常變化烹飪的方式與形態，注意色、香、味的調配。

4.用餐前適度運動或食用少許開胃的食物。

5.進餐時保持愉悅的心情，營造輕鬆的環境，使用美觀的餐具，餐廳宜採用暖色調的光源和裝飾品。

6.用餐時，先吃固體食物，再飲用液體湯汁或飲料，因為飯前喝湯會減少食量。

7.感覺疲勞應休息片刻，待體力恢復後再進食。

8.為補充營養，強迫自己努力進食。

9.遵醫囑服用增加食欲的藥物，適量補充維生素、礦物質。

10.中藥湯劑安排在兩餐之間服用。

2 噁心和嘔吐

1.體質允許的情況下可飲用清淡的飲料，嚴重嘔吐時暫時予以禁食，遵醫囑配合止吐藥物治療，症狀好轉後改予流質或半流質飲食，逐漸恢復為軟飯、普食。

2.嘔吐期一般以進食軟爛、易消化的素食為宜，緩解期可增加少油的葷菜，避免太甜或太油膩的食物以及蔥、蒜、酒等刺激性食物。進食前可用生薑擦舌或薑汁滴舌，以降逆止嘔。

3.起床前後或運動前吃較乾的食物，如餅乾、麵包等，可抑制噁心，運動後勿立即進食。

4.避免同時攝入冷、熱的食物，否則易刺激嘔吐。

5.少量多餐，切忌飽食，避免空腹或腹脹。

6.飲料最好在飯前30~60分鐘飲用，中藥湯劑在兩餐之間服用，避免飯後服藥，以免嘔吐。嘔吐頻繁時，中藥湯劑可少量頻服，或服藥後含生薑片。

7.在放療或化療前2小時內避免進食，以防止嘔吐。

8.注意水、電解質平衡。

9.飯後適當休息，但勿平躺。

10.按壓患者合谷、內關、中脘、足三里等穴位可輔助止嘔。嘔吐

過後可用掌心自上而下為患者按摩腹部，以緩解患者胃脘部的緊張不適。

合谷：位於手背虎口處，於第一掌骨與第二掌骨間隙中。

內關：位於前臂正中，腕橫紋上2寸，在橈側腕屈肌腱同掌長肌腱之間取穴。

中脘：在上腹部，前正中線上，當臍中上4寸。

足三里：在外膝眼下3寸，距脛骨前脊1橫指，當脛骨前肌上。取穴時，由外膝眼向下量4橫指，在腓骨與脛骨之間，由脛骨旁量1橫指，該處即是。

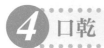 **味覺改變**

1.癌症患者對酸味和甜味的敏感度下降，對苦味的敏感度較強，烹飪時使用糖或檸檬可以增加酸甜口感，避免患者食用苦味較強的食物，如芥菜等。服用中藥時可根據病情加入少許紅棗、飴糖或者薑汁，少量頻服，服藥後含薑片、話梅或葡萄乾等果脯。

2.選用味道濃郁的食材，如香菇、洋蔥等。

3.經常更換食物的質地、菜色的搭配及烹調方法等，增強嗅覺、視覺上的刺激，彌補味覺的不足。

④ 口乾

1.避免食用調味太濃的食品，如太甜、太鹹或太辣的食物；避免飲酒。

2.避免食用乾燥粗糙的食物，儘量將食物製成較滑潤的形態，如布丁、肉泥凍、果凍等，也可以和肉汁、肉湯或飲料一起進食，有助於吞嚥。

3.保持口腔濕潤，防止口腔感染，保護牙齒。

4.避免用口呼吸，必要時可用人工唾液減少口乾的感覺。

⑤ 口腔潰瘍

1.避免飲酒、碳酸類飲料，少吃酸味強、調味太濃、醃製、高溫或粗糙堅硬的食物，以減輕口腔灼熱感或疼痛感。

2.細嚼慢嚥。

3.補充複合維生素B。

4.利用吸管吸吮液體食物。

5.口腔潰瘍嚴重影響進食時可使用鼻胃管灌食。

⑥ 吞嚥困難

1.正餐或點心應儘量選擇質地細軟的食物。

2.可採用流質營養補充品或管飼飲食。

⑦ 胃部灼熱感（燒心）

1.避免濃厚調味、煎炸、油膩的食品。

2.少量多餐。

3.飲少量牛奶（約1 杯）、蘇打水，或吃幾片蘇打餅乾，有助於症狀的改善。

4.遵醫囑服用抗酸藥物。

8 腹痛、腹痛痙攣

1.避免食用粗糙、多纖維、易產氣的食物，如豆類及豆製品、洋蔥、芹菜、綠花椰、啤酒、牛奶、碳酸飲料、過多的肉類等。

2.避免食用刺激性較強的食品或調料。

3.少量多餐，食物的溫度不可太熱或太冷。

9 腹瀉

1.選擇低渣食物，減少糞便體積。

2.注意水分及電解質的補充，可多選用含鉀量高的食物，如橙汁、橘子汁、去油肉湯、番茄汁、香蕉、馬鈴薯，並注意補充水分及電解質。

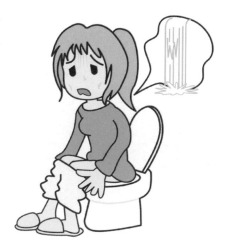

3.避免攝取過量的油脂、油炸食品或太甜的食品。腹瀉嚴重時要考慮用流質飲食，如米湯、清肉湯、果蔬汁或淡茶水等。

4.少量多餐。

5.如果牛奶及乳製品會加重腹瀉，

可改用無乳糖的食品。

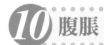 腹脹

1.避免食用易產氣、粗糙、多纖維的食物，如豆類、洋蔥、馬鈴薯、牛奶、碳酸飲料等。

2.正餐中不要喝太多的湯及飲料，最好在餐前30~60分鐘飲用。

3.少量多餐。

4.勿食口香糖，進食時不要講話以免吸入過多空氣。

5.輕微運動或散步可促進腸蠕動。

11 便秘

1.選用高纖維的蔬菜、水果、全穀物、麩皮、紅豆、綠豆等食物。

2.多喝水或含渣的果蔬汁、果汁（連渣）。

3.早餐空腹喝1杯溫開水、檸檬水或蜂蜜水。

4.放鬆心情，避免緊張、猶豫等負面情緒，適度運動，養成良好的排便習慣，有便意時不要忍。

12 貧血及維生素缺乏症

1.針對症狀及原因，給予治療和食物的補充。

2.遵醫囑補充維生素和礦物質。

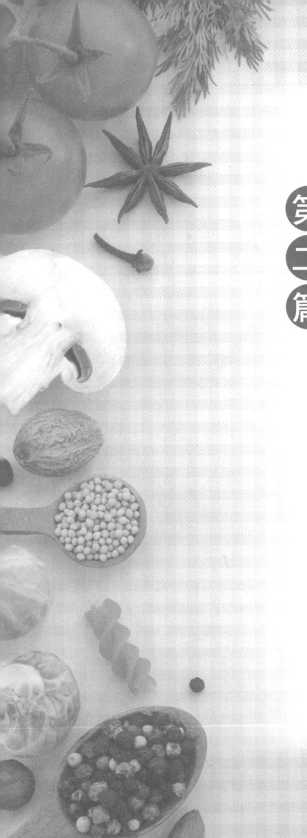

抗癌食品詳解

第二篇

第1章

抗肺癌

百合

　　肺癌患者經常表現為咳嗽，沒有痰或痰少而黏膩，甚至痰中帶血，口燥咽乾，自覺發熱，夜間汗出較多，心情煩躁，晚上睡眠差，這些都是典型的肺陰虛表現。中醫上講肺為水之上源，主行水，肺陰不足則會出現上述症狀，飲食上應該多食用養陰潤肺的食物。百合正是清火潤肺的佳品，且能養心安神，很適合乾咳、口乾、失眠的肺癌患者食用。

【功用】

　　百合，味甘微苦，性平。入心、肺經。有養陰潤肺、清心安神之功。現代醫學認為百合具有抗癌、止咳祛痰平喘、鎮靜催眠、降血糖、抗疲勞、提高免疫力等功效。百合中所含的秋水仙鹼是療效較好的抗腫瘤藥，對多種癌症有效，可有效抑制癌細胞的生長；百合多糖能增強機體免疫力，從而發揮抗腫瘤作用；百合皂苷具有抗癌、抗腫瘤活性。

【相關人群】

百合顯著功效是潤肺止咳、祛痰平喘，故對於肺癌患者是食用佳品，對於出現肺陰虛表現的其他腫瘤患者也宜多食用。凡是腫瘤病人術後，尤其是放射治療後出現乾咳痰少、體虛乏力、口乾心煩、甚則咯血、身體虛熱、心悸失眠等症，食用百合可緩解以上症狀。對於伴有糖尿病或失眠的腫瘤患者，百合更是首選。百合的抗癌成分還可用於治療乳腺癌、鼻咽癌、皮膚癌、白血病、惡性淋巴瘤等多種惡性腫瘤。

【食用注意】

百合的食法很多，可蒸可煮，可製甜羹，亦可煮粥作為主食，或者曬乾磨粉等，都味香色美，清苦爽口。肺癌、鼻咽癌等患者以及癌症患者放射治療後較推崇的飲食療法是吃百合粥。

具體製法是：鮮百合60g或用百合粉（百合乾後研成的粉）30g，同粳米100g煮粥，作為晚餐或午後點心。服時可適量調入冰糖或蜂蜜。常服可有潤肺清心健脾之效，可止咳、止血、開胃、安神，有助於增強體質，抑制腫瘤細胞的生長，緩解放療反應。用百合做羹或煮粥還可酌情加入其他食物或中藥，如加入銀耳、枸杞有增強潤肺之功，加入蓮子有養陰清心之能，加入綠豆可加強清心解毒之效，加入薏苡仁可提高抗癌之力。

用百合、生地各15g，或百合15g、知母10g煎湯服，對癌症患者由於思想負擔過重、思慮太多所致的心情煩躁、晚上睡眠差、精神恍惚、食欲差、口乾口苦等具有良效。

荸薺

　　咳嗽、吐痰是肺癌患者常見的症狀。有些患者咯痰黃色、黏稠、量比較多，體溫升高，呼吸粗重，或伴有口乾、小便量少色黃、大便乾結難解等，這是痰熱壅阻於肺的表現。中醫對於有痰熱症狀患者需清肺熱化痰，又因痰熱較盛時易灼傷肺津，故還應兼顧生津潤肺，而自古有「地下雪梨」美譽的荸薺正是具備這些功用的代表食物之一。

【功用】

　　荸薺，甘，寒。歸肺、胃經。具有清熱生津、化痰、消積的作用。

　　現代醫學認為荸薺具有多種保健功效，如抗癌、抗菌消炎、抗氧化、降血壓等。上海腫瘤防治研究所協作組發現，荸薺的各種製劑在動物體內均有抑制肺癌等多種腫瘤細胞的作用。新加坡《中醫學報》也曾介紹，當地用荸薺來輔助治療食管癌。荸薺中含有的黃酮類化合物、多糖都具有良好的抗癌作用。荸薺皮提取物經實驗證明，能夠阻斷亞硝胺合成及清除亞硝酸鹽，而達到防癌目的。荸薺中的其他防癌抗癌成分還有：荸薺英、膳食纖維、維生素C、鈣、磷、硒等。

【相關人群】

　　荸薺既可清肺熱、化痰，又能生津潤肺，故只要出現痰熱壅阻於肺症狀的肺癌、食管癌、乳腺癌、腦癌、鼻咽癌、喉癌、淋巴腫瘤等

患者皆宜食用。癌症患者在化療、放療後出現口乾咽乾、咽喉疼痛、便秘等津液虧損的症狀時，食用荸薺也可緩解病情、改善症狀。荸薺對於高血壓、糖尿病尿多者、尿路感染患者（小便次數多，小便之後仍有餘尿點滴不淨，排尿時自覺尿道灼熱疼痛等）也是食療佳品。此外，荸薺還能用於預防流行性腦炎及流感。

　　荸薺屬於生冷食物，不適宜消化力弱、脾胃虛寒者食用，這些人表現為經常飯後肚子脹、肚子疼，用手按壓或用熱水袋捂，肚子會覺得舒服一些；大便偏稀、次數偏多。荸薺也不適宜有血瘀者食用，表現為身體某一部位疼痛，如針刺一樣，部位固定不變動，按壓時疼痛加重，往往夜間比白天疼痛更厲害，面色黑暗無光澤，口唇、指甲青紫，舌有紫氣等。

【食用注意】

　　荸薺既可生食、絞汁，也可炒、燒或作餡心，還可加工製成蜜餞、罐頭等。我們認為，荸薺最好不要經常生吃，因為荸薺生長在泥中，外皮和內部都有可能附著較多的細菌和寄生蟲（如薑片蟲），薑片蟲進入人體會附在腸黏膜上，造成腸道潰瘍、腹瀉或面部浮腫等。食用時一定要洗淨表皮。荸薺不易消化，吃太多容易腹脹，特別是消化力弱的人更不宜多食。

　　痰熱症狀明顯的肺癌患者，荸薺可與西瓜、甘蔗、綠豆、海蜇、紫菜、梨等同食加強清熱、化痰之力。肺癌的基本病機為氣陰兩虛，即患者出現氣虛和陰虛並見的情況，故肺陰虛症狀明顯者如口乾、便乾者，荸薺可與銀耳、百合、黑木耳等同食；有氣虛表現者如疲倦無力、食慾不振，可與香菇、山藥、大棗等同食。

胡蘿蔔

　　肺癌患者常常表現為「食欲差，經常肚子脹，感覺全身沒力氣、不想活動，臉色暗淡無光澤，且容易腹瀉」，這些是典型的脾虛表現。有些脾虛的肺癌患者還常常伴有咳嗽痰多等痰濕的表現。中醫上治療脾虛痰濕證肺癌患者要健脾化濕、理氣化痰。有「土人參」之稱的胡蘿蔔既可健脾又可降氣止咳，且經國內外專家研究證實，胡蘿蔔有防癌抗癌、降低放化療毒副反應的功能。

【功用】

　　胡蘿蔔，甘，平，歸肺、脾經。具有健脾消食、補肝明目、清熱解毒、透疹、降氣止咳等功效。

　　胡蘿蔔中富含 β-胡蘿蔔素，多年來的研究表明，β-胡蘿蔔素可使肺癌、胃癌、乳腺癌、腦癌及其他癌症的發病下降1/2~2/3，尤其是在防治肺癌上有獨特的療效。β-胡蘿蔔素能夠迅速降解吸煙引起的血液中的高尼古丁，減緩肺部功能退化，讓肺更「年輕」。實驗研究證實，β-胡蘿蔔素可抑制多種腫瘤細胞的生長，並可誘導腫瘤細胞凋亡。β-胡蘿蔔素還能通過抑制氧自由基的產生、拮抗化療藥物對正常細胞的致突變作用，而降低癌症患者接受放療和化療時的毒副反應。胡蘿蔔中含有的其他防癌抗癌成分有：維生素C、糖化酵素、木質素、番茄紅素、果膠、維生素P、天門冬氨酸等。

【相關人群】

一般癌症患者都可食用胡蘿蔔，建議以下人群多用：

1.肺癌、胃癌、乳腺癌、腦癌等腫瘤患者，特別是抽煙者或者容易吸到二手煙者。

2.氣管不好，經常感冒，抵抗力差的人。

3.血壓偏高或心肺功能弱、容易出現下半身浮腫的人。

4.皮膚粗糙或易花粉過敏、有過敏性皮炎等過敏反應者。

5.在夜間或光線昏暗的環境下視物不清或眼部乾澀患者。

6.易便秘者。

7.食欲較差者。

脾虛症狀較重的肺癌患者還可配合山藥、大棗、馬鈴薯等同食；痰較多者也可與荸薺、海蜇、絲瓜等同食。

胡蘿蔔素攝入過量可能會引起無月經、不排卵、月經紊亂的現象，因此未絕經或欲懷孕的女性朋友不宜多吃胡蘿蔔。

【食用注意】

胡蘿蔔素是脂溶性物質，如果生吃不容易被吸收和利用，為提高胡蘿蔔的營養價值及防癌抗癌作用，建議將胡蘿蔔與肉類一起燉食、煮食或用油炒食，以燉食最佳，炒食為良，而生食、涼拌為次。胡蘿蔔素易被酸性物質破壞，因此烹調時不宜加醋太多。胡蘿蔔的營養精華在表皮，故不宜去皮食用。

胡蘿蔔不宜與白蘿蔔同食；吃胡蘿蔔時不要喝酒。另外不要過量食用，大量攝入胡蘿蔔素會讓皮膚的色素產生變化，變成橙黃色。

羅漢果

　　肺癌患者出現體溫升高，口渴，咳嗽，痰黃色、黏稠，胸悶氣喘，呼吸困難，咽喉紅腫疼痛，大便乾結，舌紅苔黃等肺部有熱象之症時，中醫治療應當清熱潤肺、止咳、利咽，有「神仙果」之譽的羅漢果是改善以上症狀的代表食品。

【功用】

　　羅漢果，性涼，味甘。歸肺、大腸經。具有清熱潤肺，止咳，利咽，滑腸通便之功效。現代醫學認為羅漢果具有止咳祛痰、抗氧化、保肝、增強機體免疫功能、調節機體血脂代謝、降血糖、抑菌、解痙、瀉下以及抗癌的作用。研究表明，羅漢果苷及其所含有豐富的維生素C都具有抗癌作用。

【相關人群】

　　羅漢果尤其適宜於肺癌、喉癌、鼻咽癌等呼吸道腫瘤患者食用，頭頸部及胸部腫瘤患者接受放療時食用羅漢果也可緩解部分不良反應。肺癌患者易發生腦轉移，而出現頭痛、頭暈、嘔吐、面部浮腫、腳抽筋等腦水腫徵象，羅漢果中含有的D-甘露醇能提高血液滲透壓，降低顱內壓，脫水作用強且持續時間長，故羅漢果可以改善肺癌腦轉移患者的臨床症狀。凡惡性腫瘤患者出現咳嗽、咳黃色黏痰、咽喉疼痛、大便乾結等症狀時都可食用羅漢果。伴有免疫力下降、高血脂、

高血糖、肝功能差的腫瘤患者食用更佳。

　　因羅漢果性涼，故脾胃虛寒者不宜食用，這些人表現為受涼或吃涼的食物後容易肚子痛、拉肚子，喝一些熱飲或用熱水袋捂肚子會感覺舒服一些。

【食用注意】

　　羅漢果的食法主要採取泡茶飲用，還可作為調味品用於燉品、清湯及製糕點、糖果、餅乾等。在防治腫瘤的使用方法中，以開水泡羅漢果當茶飲，每日1個，對治療肺癌、喉癌、鼻咽癌等，會收到較好的清肺止咳、潤肺化痰、養陰生津、利咽開音的效果。熱盛易傷津，肺癌患者舌紅、口乾舌燥、大便秘結、小便發黃比較明顯時，羅漢果可與枇杷葉、南沙參、桔梗等同煮飲水，或與豬肺一起煲湯食用；痰量較多時可與陳皮、魚腥草、雪梨等煎湯食用。

羅漢果小常識：

　　1.羅漢果泡茶：在羅漢果兩頭，各鑽一小洞放入茶杯中，沖入開水即可，其呈淡茶水色。一般可沖泡四五次，如能挑選到圓形色褐、個大質堅、搖之不響的優質果，沖泡次數還可增加。

　　2.羅漢果與糖尿病：研究表明，羅漢果可通過促進胰島素分泌、抑制糖苷酶的活性等機制發揮降血糖的作用。羅漢果含一種甜度是蔗糖的250~400倍的甜味素，而其熱量僅為蔗糖的1/50，是糖尿病患者、肥胖者等不宜吃糖者的理想糖替代品。所以糖尿病患者不要因為羅漢果味甜而將其拒之門外了。

枇杷

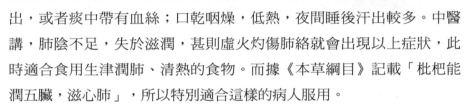

肺癌患者肺陰虧虛，虛熱內擾時會出現乾咳、沒有痰，或者有痰但痰量少、不易咳出，或者痰中帶有血絲；口乾咽燥，低熱，夜間睡後汗出較多。中醫講，肺陰不足，失於滋潤，甚則虛火灼傷肺絡就會出現以上症狀，此時適合食用生津潤肺、清熱的食物。而據《本草綱目》記載「枇杷能潤五臟，滋心肺」，所以特別適合這樣的病人服用。

【功用】

枇杷，味甘、酸，性平。有祛痰止咳、生津潤肺、清熱健胃等功效。現代醫學證明，枇杷果中含有豐富的維生素、苦杏仁苷和白蘆藜醇等防癌、抗癌物質。枇杷中含有的 β-胡蘿蔔素在人體內可轉化為維生素A，保護淋巴細胞，防止苯並芘等致癌物附著於肺細胞，防止上皮組織癌變，增強機體免疫力，防止呼吸系統和膀胱的感染以及化學致癌物質破壞作用，降低肺癌、喉癌、乳癌、宮頸癌、膀胱癌等的發病率。

【相關人群】

腫瘤病人出現肺陰虧虛、虛熱內擾症狀時都可食用枇杷，又因枇杷有祛痰止咳之功，故特別適合伴有咳嗽、咳痰症狀的肺癌患者。枇杷尚有健胃功效，腫瘤患者食欲減退時可食用枇杷增進食欲、幫助消化吸收。肺陰虛明顯者可配合核桃仁、芡實、瘦肉、蛋類、乳類等食

用，可與梨、甘蔗、荸薺、銀耳、蘿蔔、竹筍等同食；因肺癌患者常表現為氣陰兩虛，故兼有肺氣虛表現者可同時多食百合、薏苡仁、淮山藥、蜂蜜等以補氣養陰。

【食用注意】

因枇杷偏涼，故脾胃虛弱，受涼易腹瀉者不宜多食；且含糖量多，糖尿病患者最好忌食。元代賈銘《飲食須知》提到「小麥勿同粟米、枇杷食」，故枇杷最好不與小麥一起食用，同食易助濕生痰。枇杷除了生食外，可以煎湯或熬膏。百合枇杷羹具有滋陰潤肺，清熱止咳之功，適用於肺癌乾咳不止甚至咳唾帶血、面頰及嘴唇皆赤紅，舌苔薄乾，脈細數無力等症。枇杷銀耳粥可滋養肺陰、補虛養身，輔助治療便秘、營養不良。枇杷與川貝、冰糖等同煮食用，可加強清熱潤肺、化痰止咳、鎮咳、祛痰之功。故川貝枇杷膏適合於有咳嗽痰黃或咯痰不爽、咽喉腫痛、胸悶脹痛等症狀表現者。枇杷的加工品如枇杷脯、枇杷汁飲料、枇杷果醬等也可供選擇。

茼蒿

咳嗽、多痰、痰黏稠是肺癌患者常見的臨床表現，在調理中適合食用一些具有化痰、止咳功效的食物。茼蒿氣味芬芳，可化痰止咳，能治療呼吸道炎症和稀釋分泌物的黏稠度，使之易咳出，還能解除咽癢感，因為很多

人咽癢則咳嗽。茼蒿尚能滋陰潤肺，去除肺燥肺熱，使人呼吸暢通舒適。

【功用】

茼蒿，性涼，味辛甘，入肝、腎經。具有化痰止咳、清利頭目之功效。茼蒿中含有的黃酮、異喹啉類生物鹼等抗癌成分對多種腫瘤有抑制作用。茼蒿尚能緩解腫瘤放化療引起的白血球減少、貧血等。腫瘤患者放化療期間常常出現食欲減退、便秘等不良反應，茼蒿可寬中理氣，消食開胃，增加食欲，其所含粗纖維還有助於腸道蠕動，促進排便。茼蒿尚有降壓補腦、養心安神、通利小便、消除水腫、提高免疫力等多種作用。總之，茼蒿不僅能夠緩解肺癌患者咳嗽、痰多的臨床症狀，尚能緩解放化療的毒副反應。

【食用注意】

茼蒿具有特殊的氣味，以幼苗或嫩莖葉為食，炒食、涼拌、鹽漬或做湯皆可。當茼蒿與肉、蛋等共炒時，可提高其維生素A的吸收率。火鍋中加入茼蒿，可促進魚類或肉類蛋白質的代謝，對營養的攝取有益。民間以鮮茼蒿煮水代茶飲，治咳嗽痰多。

茼蒿辛香滑利，大便偏稀或腹瀉者不宜食用。平時受涼或吃涼的食物後，容易肚子痛、拉肚子，喝一些熱飲或用熱水袋捂肚子會感覺舒服一些的人群也不宜食用。

鴨

有些肺癌患者容易上火，發低熱，口乾咽燥，心煩易怒，晚上睡眠差且汗出較多，大便乾燥；有些肺癌患者會出現咳嗽無痰或者痰量少而黏膩難咳，甚至痰中帶有血絲，這些都是肺陰虛的表現。肺陰不足，失於滋潤或虛火灼傷肺絡則會出現上述症狀，飲食上應該多食用養陰潤肺的食物。鴨肉可滋五臟之陰、清虛勞之熱，是肺癌肺陰虛患者的食療佳品。

【功用】

鴨肉，性寒，味甘、鹹。歸脾、胃、肺、腎經。中醫學認為，鴨肉具有「滋五臟之陰，清虛勞之熱，補血行水，養胃生津，止咳息驚」功效。鴨肉營養豐富，特別適合癌症患者，尤其是放療、化療後的患者食用，可用於咳嗽、失眠、小便不利、大便乾燥、低熱等症。

【相關人群】

凡是體內有熱的腫瘤病人都適宜食用鴨肉，具體表現：經常上火，嘴唇起泡，口腔潰瘍，大便乾結等。肺癌患者經手術、放化療後身體虛弱，潮熱盜汗，食欲不佳，咽乾口渴時食之更佳。肺癌患者出現轉移而表現出水腫徵象，如面部浮腫、四肢水腫時或者肺癌晚期出現胸腹水時可食用鴨肉緩解症狀。另外鴨肉具有止咳化痰作用，可改善肺癌患者咳嗽、咳痰症狀。糖尿病患者或者化療後出現血糖升高的腫瘤患者也可食用鴨肉。

　　鴨肉性寒，對於素體虛寒、受涼後引起的不想吃飯、胃部冷痛、大便偏稀等腫瘤患者應少食。腫瘤患者在使用某些特殊化療藥物，如奧沙利鉑，需要忌冷，此時應該忌食鴨肉類寒涼食物。

【食用注意】

　　鴨肉適於滋補，同海參燉食可加強補五臟之陰功效。鴨肉與海帶共燉食，不僅增強抗腫瘤作用，且可軟化血管、降低血壓，對於合併有動脈硬化和高血壓、心臟病的腫瘤患者有較好的療效。另有研究稱鴨肉忌與兔肉、楊梅、核桃、鱉、木耳、胡桃、大蒜、蕎麥同食。

燕窩

　　肺癌的基本病機為氣陰兩虛，即患者出現氣虛和陰虛並見的情況。肺陰虛表現主要有：患者乾咳沒有痰，或者痰量少，黏膩難咳；有些患者每天在某個固定的時間段內會發熱，或者平時低熱而在某個時間段熱勢會升高，且睡後容易出汗，醒來後就不再出汗了。肺氣虛表現主要有：患者經常覺得呼吸急促，氣短乏力，稍微活動一下就上氣不接下氣，時感胸口憋悶；有些患者經常咳嗽，講話聲音低微，還有些患者特別容易感冒，抵抗力低下，汗多，臉色蒼白。而燕窩是氣陰兩虛型肺癌患者的食療佳品，尤其適宜陰傷津虧（口渴想喝水，口、鼻、唇、舌、大便乾燥等）的肺癌患者。

【功用】

　　燕窩，性平，味甘。歸肺、胃、腎經。具有養陰、潤燥、益氣、補中、養顏等功效。據有關專家研究發現，燕窩中含有表皮生長因數和促進細胞分裂成分（不會分裂癌細胞），有助於刺激細胞生長及繁殖，對人體組織生長、細胞再生，及免疫功能均有促進作用。肺癌患者術後、放化療後體質虛弱、元氣大傷，食用燕窩可協助人體儘快恢復健康。且燕窩含有多種天然營養成分，有潤肺燥、滋腎陰、補虛損的功效，能增強人體免疫能力，預防肺部感染等。腫瘤患者接受放射治療時食用燕窩，能增加身體對X光及其他放射線損害的抵禦能力。

【相關人群】

　　據清代趙學敏的《本草綱目拾遺》載：「燕窩大養肺陰，化痰止嗽，補而能清，為調理虛損勞疾之聖藥。一切病之由於肺虛不能清肅下行者，用此者可治之。」燕窩是肺癌患者康復期的食療佳品，對咯血吐血，長時間的咳嗽、咳痰、胸悶氣喘，陰虛發熱等有良好效果。此外，對食管癌、賁門癌也有益，可以治療吞嚥困難。肺癌化療時易傷氣血，應以大補氣血之品為主，可食用燕窩、香菇、銀杏等。

【食用注意】

　　對於不屬於陰傷津虧的肺癌患者，可以不必吃燕窩，如西洋參、黑木耳、冬蟲夏草燉老鴨等也是益氣養陰扶正的藥膳。另外，作為食療品，燕窩的抗癌作用是輕微的，不能全部依靠它來做治療。

　　常用的肺癌燕窩食療方：

　　1.白芷燉燕窩：白芷9g，燕窩9g，冰糖適量。將白芷、燕窩隔水燉至極爛，過濾去渣，加冰糖適量調味後再燉片刻即成，每日1~2次。具有補肺養陰，止咳止血作用。

　　2.燕窩銀耳瘦肉粥：燕窩5g，銀耳15g，豬瘦肉60g，大米60g。將燕窩、銀耳先浸泡洗淨，豬瘦肉切碎。加適量清水，與米共煮成粥，調味服用。具有滋陰潤肺之功效。

銀耳

　　陰虛內熱型肺癌患者的臨床表現有：咳嗽沒有痰或者痰比較少而黏膩，甚至痰中帶有血絲，口舌乾燥，低熱，夜間汗出較多，心情煩躁，睡眠差，胸痛，舌質紅或暗紅，苔少或光剝無苔，脈細數。銀耳能「潤肺滋陰」，是陰虛內熱型肺癌的補陰益肺妙品。

【功用】

　　銀耳，性平，味甘、淡，無毒。歸肺、胃、腎經。具有潤肺生津、滋陰養胃、益氣和血、強心健腦之功。銀耳多糖是銀耳的主要有效成分，銀耳多糖和銀耳孢糖能通過增強單核巨噬細胞系統的功能、增強體液免疫功能和細胞免疫功能、增加免疫器官的重量等全面提升機體免疫能力。大多數研究表明銀耳抗腫瘤作用是與其免疫增強作用密切相關，且能對腫瘤細胞產生直接的毒性作用，既「扶正」又「祛

邪」。銀耳孢糖具有明顯的抗腫瘤作用，與化療藥合用有增效減毒作用。現代藥理實驗表明，銀耳多糖還具有抗衰老、抗放射和升高白血球、抗潰瘍、抗血栓、降血糖、抗炎等廣泛的生物活性。

【相關人群】

各類腫瘤患者都可食用銀耳以抗腫瘤、增強機體免疫力、增強患者對放化療的耐受力。化療期間的腫瘤患者食用銀耳不僅可增加化療藥物的抗腫瘤作用，還可增加外周血白血球以預防或減輕放、化療所致的骨髓抑制。腫瘤患者經放射治療後食用銀耳可提高正常細胞的修復功能。在各種癌症手術後，若持續食用銀耳、香菇、草菇、黑木耳等菌類食物，可防止癌細胞轉移。凡出現陰虛內熱表現的腫瘤患者都可食用銀耳。銀耳還可治療高血壓、高血脂、糖尿病等多種病症。

【食用注意】

在日常生活中，可以在煮粥、燉肉時放一些銀耳。銀耳與雪梨、川貝同食可滋陰潤肺，對久咳的肺癌患者效果較好。銀耳與人參同食對於氣陰兩虛的肺癌患者有較好的食療效果。銀耳與燕窩同食可增強滋陰補虛之功。

肺癌患者銀耳食療方：

冰糖銀耳羹：銀耳10g，冰糖30g。將銀耳用清水泡浸2小時，放在盆內倒入沸水，加蓋燜半小時，使之泡發，洗淨後與冰糖一同放入鍋內，加水1000ml，先用大火煮沸，再改用小火熬約1小時即可。可隨意飲用。經常服用，具有滋陰潤肺、養血和營的作用。肺癌患者若出現頭暈耳鳴、面紅口乾、大便秘結、咳嗽少痰可多用。

銀杏

　　肺癌患者往往因為肺部病變使得肺「主氣、司呼吸」、「主宣發和肅降」等的生理功能失常，而出現胸悶、氣喘、咳嗽、咳痰、呼吸短促或表淺等症狀，具有祛痰、止咳、潤肺、定喘等功效的銀杏能夠改善以上症狀。很多肺癌患者或因為肺部腫瘤局部壓迫心臟、或因為化療藥物的心臟毒性、或本身有冠心病病史會出現心律失常、心電圖有缺血表現等，而銀杏用於治療高血壓及冠心病、心絞痛、腦血管痙攣、血清膽固醇過高等病症都有一定效果。

【功用】

　　銀杏，性平，味甘苦澀，有小毒；入肺、腎經。具有斂肺氣，定喘嗽，止帶濁，縮小便，消毒殺蟲的功效。現代藥理研究表明，銀杏提取物具有擴血管、抗炎、鎮痛、抗衰老、降血脂、調節生物轉化、調節基因代謝、抗腫瘤、抗白血病、調節內分泌等功能。

　　現代醫學研究證實銀杏提取物具有：抗氧化和清除自由基、影響腫瘤細胞的增殖和誘導凋亡、抑制腫瘤血管的形成、對腫瘤及相關基因的調節作用、上調機體的細胞免疫功能、對腫瘤細胞的細胞毒作用、影響誘導型一氧化氮合成酶等抗癌藥理作用。

【相關人群】

　　銀杏提取物可治療肺癌、口腔癌、肝癌、胰腺癌、胃癌、結腸

癌、卵巢癌、宮頸癌等多種實體腫瘤以及白血病等血液系統腫瘤。銀杏提取物還能增強腫瘤組織對放化療的敏感性，起到輔助治療作用。另外，目前銀杏葉提取物及其製品已成為國際公認的預防、治療心腦血管疾病的天然植物藥之一。

【食用注意】

據《本草綱目》記載，銀杏「熟食溫肺益氣，定喘嗽，縮小便，止白濁；生食降痰、消毒、殺蟲」。銀杏可炒食、烤食、煮食、配菜，也可做糕點、蜜餞、罐頭等。銀杏內含有氫氰酸毒素，毒性很強，遇熱後毒性減小，故生食更易中毒。一般中毒劑量為10~50g，中毒症狀發生在進食白果後1~12小時，中毒症狀輕者表現為全身不適、嗜睡，重者表現為嘔吐、抽筋、嘴唇青紫、噁心、呼吸困難等。少數人則表現為感覺障礙、下肢癱瘓。中毒輕者喝濃茶或咖啡，臥床休息可康復，重者應送醫院救治。為預防白果中毒，不宜多吃更不宜生吃白果。此外，食銀杏種仁時切忌同時吃魚。

含有銀杏的肺癌食療方：

1.白果蒸鴨：白果200g，白鴨1隻。白果去殼，開水煮熟後去皮、芯，再用開水焯後加入殺好去骨的鴨肉中。加清湯，籠蒸2小時至鴨肉熟爛後食用。可經常食用，具有補虛平喘，利水消腫。適宜晚期肺癌患者喘息無力、全身虛弱、痰多者。

2.銀杏冬瓜粥：銀杏20g，冬瓜仁30g，大棗10g，粳米50g。銀杏、冬瓜仁、大棗分別洗淨，置鍋中，加清水1000g，加入粳米，急火煮開約5分鐘，改文火煮約30分鐘成粥，趁熱飲用。可利濕化痰益肺，適用於咳嗽氣喘、喘中痰鳴、痰稠難咯的肺癌患者。

第2章
抗胃癌

大棗

　　胃癌患者久病之後很多會出現氣血不足的症狀。氣虛可以表現為：身體虛弱，臉色比較白而沒有血色，四肢沒有力氣，很容易疲勞，汗出也較多，活動後汗出及疲勞感會更加明顯，或者會出現呼吸短促、頭暈、說話聲音微弱或不想開口講話。血虛可以表現為：臉色黃而沒有光澤，皮膚比較乾燥，頭髮或汗毛乾枯沒有光澤，睡眠比較差且做夢較多，比較健忘等。此時，要益氣補血，而大棗正是補中益氣、養血安神的佳品。

【功用】

　　大棗，甘，溫，入脾、腎經。具有補中益氣、養血安神、健脾和胃功效。現代藥理研究表明，其具有抗腫瘤、抗突變、抗氧化、抗衰老、抗過敏、保肝、抗炎、鎮靜催眠、降血壓、降低血清膽固醇等作用。近年來，關於大棗抗腫瘤的研究很多，有實驗證實大棗似有降低胃腸道惡性腫瘤發生率的作用，還可以誘導乳腺癌、宮頸癌、白血病

等腫瘤細胞凋亡。大棗是通過調節機體免疫、細胞毒作用、誘導腫瘤細胞凋亡、抑制癌細胞增殖、抗突變等機制發揮抗腫瘤作用。

【相關人群】

　　腫瘤患者都可食用大棗，尤其是胃癌、食管癌、白血病等腫瘤中醫辨證屬氣陰虧虛者。胃癌術後氣血虧虛，食用大棗有較好的治療作用。大棗還可以減輕放療和化療副作用：

　　1.可用於治療脾胃虛弱引起的吃飯少、全身乏力、腹瀉等病症。

　　2.大棗能促進白血球的生成，且富含鐵，故放化療期間的患者都可食用大棗以預防或治療白血球減少症及貧血等骨髓抑制的不良反應。

　　3.大棗不僅含有豐富的維生素C，還可增加血清總蛋白含量、降低谷丙轉氨酶和穀草轉氨酶活性，能減輕化學藥物對肝臟的損害，具有很好的保肝作用。有失眠、高血壓、高血脂等症的腫瘤患者，食用大棗可顯著改善症狀。

　　4.大棗中不僅富含鐵，而且大棗多糖可加強胃腸道對鈣的吸收，對於有骨轉移或者骨質疏鬆的腫瘤患者，大棗有較好的食療作用。

　　腫瘤患者痰濁偏盛者，表現為吃得少，腹部脹滿，大便偏稀，身體虛胖，感覺四肢沉重，容易疲勞，睡眠較多，舌苔厚膩，不要經常或者多食用大棗。

【食用注意】

　　大棗生吃或者煮粥食用都可以，生吃時，棗皮容易停留在腸道中不易排出，因此吃棗時應細細咀嚼。大棗雖然可經常食用，但一次最好別超過20 枚，吃得過量會妨礙消化功能，引起便秘，過多食用大棗

還會引起胃酸過多和腹脹。

　　化療期間出現骨髓抑制時可配合阿膠一起食用。陰虛明顯者可搭配黑木耳、銀耳、蓮子、百合、薏苡仁、糯米等一起食用；氣虛明顯者可搭配小米、山藥、花生仁、黨參、黃芪等一起食用。

猴頭菇

　　胃癌術後患者消化不良發生率較高，主要表現為上腹部疼痛或不適，常常伴有飽脹、打嗝、噁心、嘔吐等，部分患者還可出現間歇性吞嚥困難和體重減輕等症狀，猴頭菇不僅可抗癌，且對於上述症狀有良好的治療作用。猴頭菇與熊掌、燕窩、香菇齊名為「四大山珍」，是健胃、補虛之佳品。

【功用】

　　猴頭菇，性平、味甘。歸脾、胃、腎經。具有健胃消食，補虛，防癌抗癌，益腎精之功效。現代醫學和藥理學研究表明，猴頭菇多糖具有抗腫瘤、提高免疫力、抗潰瘍、抗衰老、降血糖、降血脂、保肝等生理功能。

　　猴頭菇可促進細胞和體液免疫反應，提高機體免疫力，增強機體對放療、化療的耐受性，抑制和消滅腫瘤細胞。據有關資料統計，用猴頭菇製劑治療134例胃癌，總有效率為78.5%。也有實驗證明，癌症手術後及化療患者，多吃猴頭菇可增強免疫功能，達到延長患者生

存期，縮小腫塊的良好效果。另有實驗表明，猴頭菇具有明顯的抗腫瘤轉移作用。經常食用猴頭菇，能增強胃黏膜屏障功能，對潰瘍的癒合、胃黏膜上皮的再生和修復大有好處。

【相關人群】

猴頭菇補虛健胃，尤其適宜胃癌、食管癌、腸癌等消化道腫瘤患者食用。各種腫瘤患者各個治療時期都可食用猴頭菇，以提高機體免疫力並輔助治療腫瘤。猴頭菇對於腫瘤患者出現的消化不良、胃脹、打嗝、反酸、大便隱血、食欲不振等症狀具有良好的治療作用。

胃癌術後的患者因為胃的切除，十二指腸的膽汁和消化液易反流至胃，損傷胃黏膜，刺激胃，使患者覺得腹脹、噁心、吐酸水等，猴頭菇可明顯改善以上症狀。另外，猴頭菇也是容易疲勞、肝功能不好、高膽固醇、高血糖、高血壓患者的食療佳品。

【食用注意】

猴頭菇食法多樣，有素炒、葷炒、清燉、紅燒、蒸煮等，是極為難得的珍饈美味。猴頭菇與白花蛇舌草、藤梨根煎湯服或猴頭菇與章魚合用，抗癌作用強，又可益氣養血，尤適宜於胃癌、食管癌、腸癌等消化道腫瘤患者。胃癌術後患者可以用新鮮猴頭菇加水煮湯代茶飲，有健胃補虛作用。消化道惡性腫瘤體虛的患者可食用猴頭菇瘦肉雞蛋湯、猴頭菇蒸胎盤等。猴頭菇與雞肉共煮食有補氣血、安神的作用，可用於氣血不足之神經衰弱、頭昏、失眠、體倦乏力等。猴頭菇與銀耳一起燉煮，於夜間睡前食用，可幫助睡眠並改善氣喘症狀。有資料稱猴頭菇不可與山楂共食，會降低營養成分的吸收。

雞胗

中晚期胃癌患者因為腫瘤組織本身的影響，或受放化療的影響，常會食欲減退、不想吃飯。還有些胃癌患者經常感覺上腹部不適，有時還會出現疼痛；腹部總有飽脹的感覺，哪怕只是吃了一點點東西；自覺噁心，有時候會嘔吐，有時還經常打嗝。針對這些厭食、消化不良的症狀，中醫認為應當健脾和胃、疏肝理氣、消食導滯，雞胗是消食導滯、幫助消化的佳品。

【功用】

雞胗，甘，寒。歸脾、胃、小腸、膀胱經。有消食健胃，澀精止遺的功效。

【相關人群】

胃癌術後患者因為胃液減少，鐵的吸收會減少，而容易出現缺鐵性貧血，貧血造成腸胃功能不好，消化不良，此時進食雞胗不僅可健胃助消化，而且雞胗中含有豐富且易吸收的血紅素鐵幫助改善貧血。胃癌術後因為消化液反流刺激胃，或者化療藥物致胃腸炎，容易出現嘔吐、反胃等症狀，食用雞胗可緩解症狀。肝癌、胰腺癌及消化道腫瘤患者出現厭食、消化不良的症狀時食用雞胗也可改善症狀。

【食用注意】

雞胗韌脆適中，口感好，宜製冷、熱菜肴，常用於炸、爆、鹵

等。貧血造成腸胃功能不好、消化不良時，除雞胗外還可食用豬肝、豬肚、牛百葉等。缺鐵性貧血患者還可食用動物血、牛腎、大豆、黑木耳等含鐵量高的食物。有噁心、嘔吐的胃癌患者雞胗可搭配蓴菜、薑、藕、烏梅、蓮子等食用。雞胗可配合山藥、扁豆、薏苡仁、菱、金針、香菇、蘑菇、豬肝、猴頭菌、鮑魚、海參、牡蠣、烏賊、魚鰾、甲魚等食用，可增強免疫力、抗胃癌。

胃癌雞胗食療方：

1.麥芽200g，洗淨煮粥至八分熟，雞胗100g，洗淨切小塊，加入粥內慢火煮約20分鐘，加鹽及調料。適合胃癌中晚期患者有厭食者食用。

2.炒焦的大麥芳香開胃，和雞胗、大米一起煮粥，非常適合嘔吐、食不知味的胃癌患者食用。

柳橙

胃癌患者術後或放化療期間常會出現食欲差，甚至不想吃飯，或腹部總有飽脹的感覺，哪怕只是吃了一點點東西。有些患者會出現咽乾口燥，容易嘴唇起泡或口腔潰瘍。還有些患者會出現腹部經常隱隱疼痛，甚至連及兩側胸，有時還經常打嗝。食用柳橙在一定程度上能夠改善以上症狀。

【功用】

柳橙，味酸，甘，性涼，無毒，入肺、脾、胃、肝經。具有開胃

消食、生津止渴、理氣化痰、解毒醒酒的功效。柳橙中富含維生素C，而眾所周知，維生素C可增強免疫力，阻止強致癌物質亞硝胺的形成，對防治消化道癌有一定作用。澳洲聯邦科學與工業研究組織的專家發現：常吃橘子、柳橙等柑橘類水果，可使口腔、咽喉、胃腸等部位的癌症發病率降低50％。現代醫學研究證實，柑橘屬植物具有直接細胞毒作用、誘導癌細胞凋亡、調節人體免疫功能、逆轉腫瘤的多藥耐藥性、影響信號轉導通路、影響癌細胞代謝週期、抗氧化和清除自由基活性等抗癌藥理作用。

【相關人群】

實驗證明，柳橙中含有的類檸檬苦素、柑橘類黃酮、類胡蘿蔔素等抗癌物質可抑制胃癌、腸癌、肝癌、乳腺癌、肺癌、前列腺癌等腫瘤細胞的生長。故腫瘤患者可食用柳橙以起到一定的抗癌作用。

腫瘤患者化療期間或者術後吃柳橙可改善食欲差、食後容易腹脹等症狀。橙瓣中幾乎含有水果能提供的所有營養成分，能增強人體免疫力、促進病人恢復、加速傷口癒合，胃癌術後患者可多吃些。胃癌術後或化療期間便秘的患者，食用柳橙有助於排便。因柳橙具有一定的生津止渴、理氣化痰功效，故對於有咳濃濁痰並帶有口乾症狀的腫瘤患者，可食用柳橙。另外，血膽固醇水準高、容易失眠的腫瘤患者也可多食用柳橙。

【食用注意】

柳橙可直接食用，也可榨汁飲用。柳橙可以與含維生素E的玉米、奶類、蛋類、堅果、豆類等食物搭配，有助於抗癌。橘子、檸檬、櫻

桃、杏等含有維生素P的食物可加強柳橙維生素C的吸收，增強免疫力。

　　吃柳橙時不宜同時食用蝦類、豬肉，柳橙含有單寧，蝦富含鈣，同食會產生不易消化的物質，易刺激胃，出現嘔吐等現象；柳橙中的單寧會與豬肉中的蛋白質結合，生成不利於人體消化的物質，從而產生噁心、腹痛等症狀。

　　剝柳橙時可用手按住在桌子上揉，幾遍後柳橙皮與肉會比較容易剝離；另外，冬天時可把柳橙放到暖氣上烤一會兒，溫熱後就比較好剝皮了。

蔓越莓

　　幽門螺桿菌（Hp）不僅與慢性胃炎、消化性潰瘍有關，還與胃癌、胃淋巴瘤的產生有密切關係。Hp感染是目前最明確、最重要的胃癌危險因素。當幽門螺桿菌被徹底根治以後，胃癌前期病變如萎縮性胃炎、腸化生、異型增生等都會得到明顯緩解。而蔓越莓抗Hp感染有較好的效果。

　　蔓越莓為北美傳統三大水果之一（另兩種是葡萄和藍莓），北美民間很早就發現蔓越莓的藥用價值，1800年就有記錄蔓越莓用於治療航海員的壞血病。最近在美國蔓越莓製劑成為預防尿道感染的首選保健藥物。蔓越莓是胃癌患者較好的保健食物。

【功用】

　　蔓越莓不僅富含維生素C，還含有對人體健康有著多方面益處的營養素，具有抗感染、抗氧化、抗腫瘤等功效。實驗表明，蔓越莓含有的鞣花酸、白藜蘆醇、花青素等抗癌物質可抑制食管癌、肝癌、乳腺癌、宮頸癌、前列腺癌、結腸癌、舌及皮膚癌、白血病和肺癌等多種腫瘤細胞的生長。現代醫學研究證實，蔓越莓具有誘導癌細胞凋亡、防止正常細胞癌變、抗腫瘤血管生成、影響癌細胞代謝週期等抗癌藥理作用。

【相關人群】

　　Hp感染在胃癌發生、進展及復發過程中都是重要的危險因素，故胃癌患者可時常食用蔓越莓。它不僅能抑制細菌黏附在胃中，又能提供人體如抗生素般的保護能力，而且這種「天然抗生素」不但不會讓身體產生抗藥性，也不用擔心會有藥物副作用產生，因此就算天天食用也沒有關係。

　　許多腫瘤患者，特別是老年人往往伴有高血壓、冠心病等心血管疾病，有些化療藥物如阿黴素也存在心臟毒性，針對這些人群，可利用蔓越莓來保護心血管健康。大多數腫瘤病人都免疫力低下，而機體免疫力低下就容易引起呼吸道、胃腸道、泌尿系統的感染，而蔓越莓具有很好的抗感染作用，尤其對於預防泌尿道感染及膀胱炎很有幫助。

【食用注意】

　　由於新鮮蔓越莓果實的取得與保存不易，因此目前市面上較常見的蔓越莓產品，多以調和果汁、果乾或是錠劑的營養輔助品為主，如

果汁濃縮物、果凍乾粉、水果醬、果汁飲料、雞尾酒式調和飲料、片劑、粉劑等。

茄子

胃癌患者經常感覺上腹部刺痛不適，甚至會有腫塊，摸著可能還會有些痛；有些患者還會嘔吐前一天吃的食物或者嘔吐像紅豆湯一樣的東西，甚至大便帶血，還有些患者皮膚粗糙、乾燥，外觀呈褐色，像魚鱗一樣。這些都是典型的血瘀症的表現，此時要活血祛瘀止痛。而茄子正是散血瘀、消腫止疼的代表食物之一，且越來越多證據表明，茄子具有抗癌功能。

【功用】

茄子，性甘，寒，無毒。入脾、胃、大腸經。具有清熱涼血、散血瘀、消腫止疼功效。茄子所含抗癌物質中首推龍葵鹼（即茄鹼），它能抑制胃腸道腫瘤的增殖，對於防治胃癌有一定效果。曾有試驗用龍葵鹼治療胃癌、子宮頸癌收到較好療效。另外，紫皮茄子的皮中含有豐富的維生素P，可阻止癌細胞的形成。茄子的防癌抗癌成分還有：松烯、胡蘆巴鹼、維生素C、花青素、綠原酸、鈣等。

【相關人群】

茄子屬於寒涼性質的食物，夏天食用有助於清熱解暑。消化道

腫瘤患者如果出現發熱，吃茄子可有一定的退熱作用。有下面這些情況的胃癌患者，比較適合吃茄子：感覺口乾，胃裡熱辣辣的，吃些涼的食物會感覺比較舒服；或者食欲很好，吃得很多，但是吃過之後沒多長時間就又餓了；或者有口臭、經常口腔潰瘍、牙齦出血；或者大便乾結、痔瘡出血、小便量不多而且顏色發黃。伴有高膽固醇、高血壓、心血管疾病或者痛風的胃癌患者，尤其適宜食用茄子。

但如果有以下這些表現的患者，就不宜吃茄子了：吃得不多，經常肚子脹、肚子疼，用手按壓或用熱水袋捂，肚子才會覺得舒服；平時怕冷，手腳發涼；大便偏稀、次數偏多。

【食用注意】

茄子不論炒、燒、蒸、煮，還是涼拌、做湯，都能烹調出美味可口的菜肴。在茄子的所有吃法中，拌茄泥是最健康的。吃茄子最好不要去皮，大部分抗癌成分都在茄子皮中，且茄子皮富含多種維生素、礦物質。

茄子和蟹肉都是寒性食物，一起吃往往會使腸胃感到不舒服，嚴重時會導致腹瀉，因此最好不要一起食用。

馬鈴薯

化療是惡性腫瘤最主要的治療方法之一，由於療程長，必須反復靜脈穿刺，以及

化療藥物對血管壁刺激性強等原因，治療期間易引起靜脈炎：皮膚局部出現紅腫、疼痛、沿靜脈走向有條索狀紅線等。而馬鈴薯片局部外敷對預防化療引起的靜脈炎有較好效果。因馬鈴薯的營養成分非常全面，營養結構也較合理，是胃癌患者較理想的食物，尤其適合手術前的胃癌患者食用。

【功用】

馬鈴薯，味甘，性平，歸胃、大腸經。具有和胃健中、解毒消腫、寬腸通便的功效。馬鈴薯含有大量的蛋白質，其蛋白的營養價值和雞蛋蛋白類似，其中糖蛋白能防止血管過早發生動脈粥樣硬化，並可預防肝臟、腎臟中結締組織萎縮，保持呼吸道、消化道的潤滑，且具有免疫特性；而蛋白酶抑制劑具有較強的抗腫瘤活性，在醫藥領域具有減少皮膚癌機率，抑制微生物繁殖，抑制和治療皮膚炎症以及胃癌、黑色素瘤、白血病等方面的功效。

馬鈴薯的水透析液還可抑制某些致癌物質對鼠傷寒沙門菌的致突變作用，防治癌變。馬鈴薯可能通過兩種途徑發揮抗腫瘤作用：其一是直接作用於腫瘤細胞，通過殺傷腫瘤細胞，抑制或誘導其凋亡而減少腫瘤細胞數量，達到抗腫瘤的效果；其二是通過刺激免疫系統，提高機體免疫力，增強宿主抗病力，激發自身潛能，間接發揮抗腫瘤作用。

新鮮馬鈴薯含有大量澱粉，具有高滲作用；含有的龍葵素有緩解痙攣，減少滲出的作用；馬鈴薯的生物鹼成分茄鹼，能降低組織的滲透性，抑制玻璃酸酶活性和抗組胺，因而具有消炎和抗過敏作用；茄鹼可滲於皮下組織及血管內，加速血液流通，具有較強的活血化瘀、消腫止痛作用。因此，馬鈴薯片局部外敷可預防和減輕化療藥物對靜

脈的刺激和損傷，降低靜脈炎的發生率及嚴重程度。

【相關人群】

　　腫瘤患者在手術前可食用馬鈴薯以提供營養、調理脾胃。馬鈴薯含維生素種類和數量非常豐富，維生素C及維生素B_1、B_2、B_6和泛酸等B群維生素。腫瘤患者在化療後易出現口腔燒灼感、水腫、潰瘍、疼痛等口腔黏膜炎症狀，補充維生素可預防或改善症狀。另外，馬鈴薯富含膳食纖維，有助於寬腸通便。化療期間的腫瘤患者食用馬鈴薯不僅可預防口腔黏膜炎，還可幫助通便，因為馬鈴薯易產氣，故有腹脹表現的胃癌患者不宜食用馬鈴薯。

【食用注意】

　　新鮮馬鈴薯可作糧食或蔬菜，如取馬鈴薯200g、番茄100g、榨菜40g，加入適量水一起煮湯，酌加調味品後飲用，有助於提高腫瘤患者的食欲。但值得注意的是，馬鈴薯含有極少量的毒性物質龍葵素，適量食用不會對人體造成危害；但是未成熟、已發芽或表皮顏色變綠的馬鈴薯，龍葵素含量會高出正常的馬鈴薯4~5 倍，過量食用就會引發中毒症狀，一定不能食用。

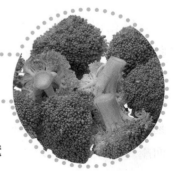

綠花椰

　　綠花椰被譽為「防癌新秀」，其抗癌作用是近些年來西方國家及日本科學家研究

的重要內容。日本國家癌症研究中心公佈的抗癌蔬菜排行榜上，綠花椰名列前茅；《美國臨床營養學雜誌》上也刊登了綠花椰能夠有效預防前列腺癌的研究成果。健康的人經常食用綠花椰可減少乳腺癌、胃腸道癌、腎癌、前列腺癌及食管癌等癌症的發病機率，能起到預防癌症的作用。

【功用】

綠花椰，味甘，性涼。歸腎、脾、胃經。具有清熱潤肺，潤膚延壽，補腎填精，健腦壯骨，補脾和胃的功效。可提高免疫力、抗腫瘤、降血壓、降血糖。實驗證明，綠花椰的有效成分可殺死白血病細胞，阻止黑色素癌細胞生長，對肝癌、乳腺癌、肺癌、食管癌、胃癌、腸癌、膀胱癌等有明顯的阻斷作用，尤其對胃癌、肺癌、食管癌作用明顯。現代藥理研究表明，綠花椰含的抗癌物質通過影響Ⅰ、Ⅱ相代謝酶對化學致癌物的作用，阻滯細胞週期，抑制腫瘤細胞增殖，誘導腫瘤細胞凋亡，保護細胞DNA，抑制炎症因數生成，調節免疫，抑制腫瘤血管生成，減少腫瘤的擴散和轉移等多種途徑，發揮抗癌作用。

【相關人群】

綠花椰既防癌抗癌又能提高機體免疫力，消化道腫瘤、乳腺癌、肺癌、膀胱癌等各種腫瘤患者都可食用綠花椰。尤其適合於胃癌術後脾胃虛弱的患者，具體表現有：腹部總有飽脹的感覺，哪怕只是吃了一點點東西；大便次數多，糞質稀薄不成形，甚至呈水樣，受涼後更易腹瀉；或者容易疲倦、總感覺四肢無力等。另外，綠花椰是伴有高血壓、糖尿病的腫瘤患者的極佳食品。

【食用注意】

綠花椰未開的花蕾和嫩莖均可食用，其食法有炒、燒、溜、拌、燴及做各種葷素菜的配料。近期有研究表明，綠花椰和番茄一起吃，抗癌力量尤為顯著，故胃癌患者可將兩者一起搭配食用。

胃癌患者疲倦乏力明顯、大便偏稀者，可配合山藥、薏苡仁、紅棗、香菇等食用；食欲不佳者可配合山楂糕、藕粉、蔗汁、玉米糊等開胃降逆的食物食用；腹瀉時可配合扁豆、栗子、蓮子、芡實等食用。

有報告稱，綠花椰中含少量的致甲狀腺腫物質，但可通過食用足量的碘來中和，這些碘可由碘鹽和海藻等海味食物提供，因此在食用花椰菜時要注意搭配海帶、紫菜、海蜇、海參等含碘食物。也有說法稱，綠花椰不可與豬肝、牛奶、黃瓜、南瓜同食，至於為什麼及是否科學，目前沒有相應的證據支持，在此只能建議大家儘量避免一起食用。

薏米

胃癌術後由於胃的部分或全部切除，或腫瘤本身的影響，或由於化學藥物的使用，都易導致脾胃功能減弱，而出現脾虛有濕的症狀：不想吃飯，口中黏膩，腹部飽脹感，大便次數增多，糞質稀薄或呈水樣，或小便量少，四肢腫脹。胃癌晚期患者或白蛋白低時易出現水腫、腹水等症狀。中醫講，此時應當健脾利濕，而薏米正是健脾利濕的代表食物。

【功用】

薏米，性涼，味甘、淡。歸脾、胃、肺、大腸經。具有健脾補肺、利濕解毒、清熱排膿的功效。近代早期的藥理研究實驗結果表明：薏米具有解熱、鎮痛、鎮靜作用，對離體心臟、腸管、子宮有興奮作用，有抗腫瘤、免疫調節、降血糖、降壓、降脂減肥、抗瘧原蟲、抗病毒及抑制胰蛋白酶、誘發排卵等多方面的藥理活性。臨床上，含有薏米的煎劑對晚期胃癌患者具有延長生存期的作用，並且將薏米的乙醇浸劑注射到癌性腹膜炎患者的腹腔內，24小時後檢查抽出的腹水，結果觀察到腫瘤細胞原生質明顯變性。現在藥理研究表明，薏米抗腫瘤機制主要為：誘導癌細胞凋亡、抗轉移、類生物反應調節劑作用、影響癌基因表達、抗腫瘤多藥耐藥性、抗腫瘤血管生成等。薏米既是一種平穩可靠的抗癌中藥，又是一種營養豐富、滋補性強的防癌抗癌食品。

康萊特注射液是從薏米中提取的抗腫瘤製劑，藥效學和臨床應用研究結果表明，該製劑對多種腫瘤具有明顯的抑制作用和確切療效。

【相關人群】

薏米適用於多種腫瘤，如消化道腫瘤、肺癌、子宮頸癌、卵巢癌、絨毛膜上皮癌等，尤其適用於辨證屬脾虛有濕，出現腹瀉、小便不利、水腫等症狀的腫瘤患者。薏米比大米、小麥熱量高，富含蛋白質、氨基酸、鐵、鈣等，又有利尿功效，癌症放療、化療患者出現白血球下降、食欲不振、腹水、浮腫時，宜用薏米佐餐。薏米還能夠清肺熱和腸胃濕熱，故適宜咳痰量多、色黃，或排便不通暢、黏滯不

爽、自覺肛門灼熱感的腫瘤患者食用。另外，血糖、血壓、血脂高的腫瘤患者也適宜食用薏米。

【食用注意】

薏米煮粥、做湯均可。薏米較難煮熟，在煮之前需以溫水浸泡2~3小時，讓它充分吸收水分，在吸收了水分後再與其他米類一起煮就很容易熟了。夏秋季和冬瓜煮湯，既可佐餐食用，又能清暑利濕。脾虛有濕者可與大棗、白朮、粳米、白果、蓮子等共煮。薏米與赤小豆共煮粥可加強利尿作用。

薏米食療方：

1.薏米30g，焙焦，研碎，水泡後代茶飲，治療胃癌。

2.薏米25g，野菱角（帶殼劈開）100g，共煎濃汁，每日2 次，可用於治療胃癌、宮頸癌。

3.薏米、菱角、訶子各20g，水煎服，每日1劑，可用於治療胃癌、食管癌、直腸癌、膀胱癌等。

豬肚

胃癌晚期患者或者術後及放化療後，正氣虧損，體質虛弱，經常出現精神不振，全身疲倦、乏力，感覺四肢沒有力氣；有些患者不想吃飯，每次吃飯只是吃一點點，腹部卻總有飽脹的感覺，甚至會腹痛，大便次數增多，

糞質稀薄不成形，甚至呈水樣，還有些患者甚至大便中含有沒有消化的食物。中醫講，脾主運化，脾胃虛弱，健運失職，則會出現這些症狀。豬肚是補虛損、健脾胃的佳品。

【功用】

豬肚，性溫，味甘。具有補虛損、健脾胃的功效。

【相關人群】

凡惡性腫瘤患者出現胃脘疼痛、腹瀉、體力不支、反胃嘔吐、厭食等經辨證屬脾胃虛弱所致症狀時，都可把豬肚做成補中益氣的食療方食用。放化療期間的腫瘤患者會出現消化不良的症狀，如噁心、嘔吐、食欲不振等，食用豬肚能幫助人體消化吸收，體現中醫食療的以臟補臟、補益脾胃的效用。

【食用注意】

豬肚新鮮為好，最好隨買隨吃。豬肚呈淡綠色，黏膜模糊，組織鬆弛、易破，有腐敗惡臭氣味的不要選購。

豬肚食療方：

1.豬肚一個約200g，清洗乾淨去掉脂膜後切塊，小火慢煮至爛熟，適當添加鹽及調料；山藥200g去皮切塊，加入一起煮爛，吃菜喝湯。適合有厭食現象的肝癌、胰腺癌及消化道腫瘤患者。

2.百合豬肚：把清洗乾淨的豬肚放進開水中用大火焯一下，加入料酒去除腥味，隨後再用清水洗去豬肚上的浮沫並切成小條，蔥切段、薑切片備用；把切好的豬肚條和蔥、薑放入盛有開水的砂鍋裡，蓋上

砂鍋蓋用大火煮開後，改用小火燉30分鐘，再將百合放入鍋中煮30分鐘，然後加入胡椒粉、鹽、味精調味，攪拌均勻後即可出鍋食用。作用：防癌抗癌，緩解放化療不適如口乾咽痛、煩躁失眠、噁心嘔吐、食欲不振等。注意：百合偏寒偏涼，因此在有風寒感冒（怕寒怕冷，流清水鼻涕，咳嗽、噴嚏陣陣，痰清稀容易咳出）時不宜多吃，脾胃虛寒（腹部隱隱疼痛，喜歡熱敷或按壓，怕冷，四肢發涼）的患者要慎重，以免出現腹痛腹瀉的症狀。

3.白朮豬肚粥：豬肚1個，白朮60g，生薑少許，粳米200g。洗淨豬肚切成小塊，將豬肚與白朮、生薑煎煮取汁，去渣，用汁同米煮粥食用。適宜化療期間腹瀉患者，可補益脾胃、止瀉。

4.人參10g、麥冬30g、薏苡仁50g，放入豬肚燉煮食用。適宜口腔乾燥咽喉不適的患者。

5.半枝蓮30g，豬肚1個，烹調後食肉喝湯。適宜胃脘疼痛患者。

6.白胡椒豬肚湯：豬肚1個，翻轉用粗鹽擦洗沖淨，放入開水中煮10分鐘，撈起用冷水洗刮淨，把白胡椒15g研碎，放入豬肚內，加清水少許，紮緊豬肚兩頭開口，放入鍋內，加清水適量，武火煮沸後，文火煮2~3小時，調味即可。隨量飲湯吃豬肚或佐餐，適用於癌症致身體虛弱者。

第3章
抗結直腸癌

白菜

　　大腸癌患者往往都伴有排便異常，有些患者表現為大便燥結，排便時間延長，排便次數減少，或者時間雖然沒有延長但排便困難，這些症狀就是醫學上所謂的「便秘」。就蛋白質、脂肪、礦物質等含量來說，白菜的營養價值不算高，但是它含有豐富的纖維素，有刺激腸蠕動、促進大便排泄，幫助消化的功能，對大腸癌患者改善便秘是很好的輔食。

【功用】

　　白菜，味甘，性平，無毒，有通利胃腸，除胸中煩，解酒毒的功效。白菜含有90% 以上的纖維素，不僅對預防大腸癌有良好作用，而且能促進人體對動物蛋白質的吸收。白菜中含有較多的微量元素鉬，它可抑制人體對致癌物亞硝胺的吸收、合成和積累，能防治胃腸癌。另外，科學家發現，白菜中有一種叫吲哚-3-甲醇的化合物，能夠幫助分解和乳腺癌相關的雌激素，所以常吃白菜可防治乳腺癌。白菜中含

有的萊菔硫烷化合物對於食管癌、結腸癌、前列腺癌、乳腺癌和肺癌等也有很好的防治效果。現代醫學研究表明，白菜可能通過誘導癌細胞凋亡、影響癌細胞代謝週期等發揮抗癌藥理作用。

【相關人群】

食管癌、胃癌、大腸癌、前列腺癌、乳腺癌及肺癌等惡性腫瘤患者都可以常吃白菜，尤其對於伴有便秘症狀的患者更適合。大腸癌患者放療、化療期間也可以多吃白菜防治便秘。另外，白菜中富含的纖維素在維持人體血糖正常方面有良好作用，且含熱量較低，是糖尿病患者很好的輔食。

【食用注意】

大腸癌病人應重視調理大便，飲食中攝入含粗纖維較多的食品，如白菜、馬鈴薯、番薯、香蕉、嫩葉青菜等等，但加工要細緻，避免食物過分粗糙對腫瘤部位的刺激。對於伴有疲倦、乏力、感覺沒有力氣排便的便秘患者，可配合山藥、馬鈴薯、豬肚、泥鰍、扁豆等具有補氣作用的食物食用。伴有口乾、小便量少色黃的便秘患者可配合香蕉、百合、黑芝麻、鴨肉、松子等具有養陰作用的食物食用。大便帶血的患者可配合胡蘿蔔、葡萄、豬肝、何首烏、烏賊、桑葚等具有補血功效的食物食用。

🌿白菜食療方：

1.白菜湯：白菜1000g，豆腐皮50g，紅棗10 個，加水適量，燉湯。可治療便秘。

2.白菜粥：白菜、粳米，煮粥食用。適合有便秘症狀的大腸癌患

者。

　　3.白菜搗爛絞汁200ml，飯前加熱，溫服，每天2次。可治療胃潰瘍。

　　4.栗子白菜：栗子用熱水焯燙，趁熱搓去外皮，每個切兩半；大白菜洗淨擇好，切成長條；火腿洗淨，也切成條；冬菇用清水泡發，洗淨，切成條；熱鍋放1湯匙油，放薑片炒香，放水、栗子和香菇，煮至快熟；放入大白菜、火腿，煮至熟，下鹽和少許麻油調味即可食用。功效：補腎強腰，清肺熱、利尿，益脾養胃。適合伴有疲倦、乏力、感覺沒有力氣排便的大腸癌便秘患者食用。

黑木耳

大腸癌患者腫瘤生長在腸道裡，由於腫瘤組織壞死脫落、糞便的摩擦等原因，常常有便血的症狀。有些患者鮮血附在大便表面或於排便先後滴出，有些患者排柏油樣黑便，或者糞便潛血試驗結果為陽性。有便血者可多食用具有止血功效的食物，而黑木耳就是止血代表食物之一。

【功用】

黑木耳，性平，味甘，具有益氣強身、補氣血、潤肺、止血、止痛、通便等功效，被譽為「素中之葷」。現代藥理研究表明，黑木耳具有抗腫瘤、抗凝血、抗血栓、提高機體免疫力、降血脂、降血糖、

抗輻射、抗心肌缺血及抗腦損傷、抗胃潰瘍等多種藥理活性。黑木耳中所含的一種植物膠質，有較強的吸附力，在人體中可把殘留在消化系統的灰塵、雜質吸附集中起來排出體外，從而起到清胃、滌腸的作用，大腸癌患者食之有益。

另外，黑木耳可用於防治心血管方面疾病，美國科學家研究證實，吃黑木耳炒豆腐能減慢血液凝塊的形成，有預防冠心病的作用。越來越多的研究表明，黑木耳具有顯著的抗腫瘤作用，可抑制肺癌、黑色素瘤、肝癌和白血病等多種腫瘤細胞的生長，其主要通過誘導癌細胞凋亡、防止正常細胞癌變、調節人體免疫功能、影響癌細胞代謝週期等發揮抗癌作用。

【相關人群】

黑木耳既可提高機體免疫力，又具有抗癌功效，故腫瘤患者都可食用黑木耳。又因黑木耳富含維生素K、鐵、固有膠質，可防止出血，尤其適用於大腸癌便血、肺癌咳血、胃癌嘔血或黑便等各種出血的腫瘤患者食用。多數腫瘤患者血液處於高凝狀態，血小板、血沉數值偏高，容易發生血栓，特別是化療期間行深靜脈置管的患者更易發生血栓，平時多食用黑木耳可預防血栓形成。化療期間也易引起血甘油三酯、膽固醇、血糖等升高，多食用黑木耳可有很好的治療作用。

黑木耳富含膳食纖維，因此容易腹瀉、消化功能差等脾胃虛寒的人，要少吃黑木耳，否則可能會引起腹脹、腹瀉等不適症狀。

【食用注意】

食用新鮮黑木耳易引起皮膚過敏，故乾黑木耳比鮮黑木耳更安

全，特別是過敏體質的人要少吃新鮮黑木耳。大腸癌大便帶血或糞便隱血陽性的患者還可配合藕、馬蘭頭、茄子、槐花等具有止血功效的食物食用，以及胡蘿蔔、阿膠、烏賊、豬蹄等具有補血功效的食物食用。便秘者可配合芹菜、白菜、蘿蔔等食用。大腸癌患者放化療期間可配合食用香菇、平菇、口蘑（白菇）、銀耳等增強免疫力，防治白血球減少。

🌿 黑木耳食療方：

　　1.黑木耳30g，紅棗30枚，水煎溫服。治療大腸癌貧血。

　　2.黑木耳15g，豬大腸100g，調味燉食。治療大腸癌便血。

　　3.黑木耳15g，白木耳15g，調味煮湯飲用。治療肺癌咳血。

番薯

　　大腸癌患者常常有便秘症狀，表現為大便燥結，排便時間延長，排便次數減少，或者時間雖然沒有延長但排便困難。糞便在腸道內停留時間長，會增加人體對致癌物質的吸收；而且，有心腦血管疾病的患者長期便秘容易誘發腦出血，而帶來致命的威脅。富含纖維的食物能增加糞便的量，稀釋致癌物的濃度，縮短糞便在腸道通過的時間，減少致癌物與大腸黏膜的接觸，可改善便秘、預防大腸癌。番薯正是富含膳食纖維的代表食物之一。

【功用】

　　番薯，味甘，性平。歸脾、腎經。具有補中和血、益氣生津、寬腸胃、通便秘的功效。現代研究表明，番薯具有抗炎、抗菌、抗病毒、抗過敏、抗腫瘤、降血壓、降血脂和保肝等藥理作用。美國科學家研究發現，從番薯中分離出的一種特殊成分脫氫表雄酮，有抗結腸癌和乳腺癌的作用。我國科學家也成功提取出番薯中的抑癌物質，並應用於動物實驗研究，結果證實了番薯的抗癌作用。日本科學家研究發現番薯的抗癌作用超過人參，熟、生番薯的抑癌作用分別為98.7%與94.4%。

　　番薯含有豐富的可溶性纖維和大量菌群，這些物質能夠促進胃腸蠕動，保持血管彈性，起到潤腸通便、排毒、治療便秘的功效，對預防結腸癌等有一定益處。番薯中的 β-胡蘿蔔素有幫助身體抵抗輻射的作用，從而也具有防癌作用。另外，番薯含豐富的鉀、膠原和黏液多糖類物質，能保持人體動脈血管的彈性，有效防止高血壓的發生和預防中風等心血管疾病。

【相關人群】

　　大腸癌患者食用番薯可有很好的抗癌作用，番薯可有效防治腫瘤患者在放療、化療期間的便秘症狀，所以對於便秘的腫瘤患者尤其適宜。對高血壓伴有便秘者，吃番薯可減少因用力屏氣排便誘發中風的可能性。胃潰瘍及胃酸過多的患者不宜食用番薯。

【食用注意】

　　番薯澱粉含量多，生吃的話消化較困難，最好煮熟吃，高溫加熱能使可溶性纖維易消化，也能增加番薯甜味，而且番薯中所含的維生

素C和E具有在高溫條件下也不被破壞的特殊性能。番薯中蛋白質含量較低，單吃會導致營養攝入不均衡，吃番薯時應配合其他的穀類食物，傳統將番薯切成塊和大米一起熬成粥是很科學的。番薯還可與牛奶、蔬菜等同食，使營養更均衡、全面。番薯一次不要吃得太多，以免出現燒心、反酸或腹脹等腹部不適症狀，也可避免排氣的尷尬。

番薯食療方：

番薯250g、大米100g、蜂蜜20g。番薯洗淨、切塊，與大米共煮成粥，粥成後待溫時調入蜂蜜即成。宜常食。番薯不僅具有抗癌作用，且番薯為高纖維素食物，與蜂蜜共食，通便作用尤佳。本方不僅適用於防癌，對大腸癌患者出現的便秘亦大有幫助。

火龍果

有些大腸癌患者會伴有高血壓、高血脂、糖尿病等疾病，而且接受過化療的患者也易引起血壓、血脂、血糖升高，針對這類患者可以從飲食中多加調理，而火龍果不僅能抗癌，還具有降血壓、降血脂、降血糖等功效，是一種低熱量、低脂肪、高纖維的綠色保健水果。

【功用】

火龍果具有降血糖、降血脂、降血壓、解毒、滋肺、養顏、明目、抑菌、抗炎、抗腫瘤、增強免疫力等功用，對便秘、糖尿病也

有一定的輔助治療作用。研究表明，火龍果的有效成分具有防治大腸癌、乳腺癌、前列腺癌和宮頸癌等作用。

火龍果果肉中富含微量元素鎂、鈣、鋅、銅、鐵、錳等，不僅能抗癌、提高機體抗腫瘤因數的能力，還可防治缺鐵性貧血，對維持血糖、血脂和血壓正常也有良好的影響。另外，火龍果中含有豐富的膳食纖維，能快速清除人體腸道內有毒物質，具有降低血糖和潤腸、防止便秘的療效，有預防大腸癌、降低雌激素水準以及解毒作用。

【相關人群】

伴有高血壓、高血脂、糖尿病等基礎疾病的腫瘤患者適宜食用火龍果，有較好的食療效果。便秘患者食用火龍果也可改善症狀。放化療期間的患者食用火龍果可有效預防放化療引起的高血壓、高血脂、高血糖、便秘等症狀。值得注意的是，火龍果雖具有降血糖效果，但其含有葡萄糖，故糖尿病人可少量食用，不宜多吃。

火龍果屬涼性，有臉色蒼白、四肢乏力、經常腹瀉等症狀的寒性體質者不宜多吃。

【食用注意】

火龍果不宜與牛奶同食。

🌿火龍果食療方：

火龍果一個，銀耳30g，木耳30g，雪梨一個，青豆15g，枸杞15g，冰糖適量。銀耳、木耳用開水泡開、擇洗乾淨，火龍果取果肉，果殼待用，火龍果肉和雪梨切成均勻的塊。將切好的火龍果、雪梨塊和銀耳、木耳、冰糖一起加滿水用文火熬製1小時；將青豆和枸杞煮熟；

將燉好的湯盛入火龍果殼中，撒上青豆、枸杞即可。功效：清熱、化痰、潤肺，可助吸煙、飲酒者排出毒素；也適宜大腸癌便秘患者食用。

馬齒莧

大腸癌患者常常有便血症狀或者大便潛血試驗陽性，有些患者還伴有排便前腹部疼痛，非常急迫地想要排便，但卻無法順利排便，肛門有墜脹的感覺，想要排便的次數較多，或者伴有排便時肛門熱辣辣的感覺。且大便黏滯不爽、較臭，或者大便帶血，舌紅，舌苔黃且膩。中醫講這是典型的濕熱蘊結症，治療應當清熱利濕解毒，馬齒莧不僅可清熱解毒，還有涼血止血功效。

【功用】

馬齒莧，味酸，性寒。歸大腸、肝經。現代醫學表明，馬齒莧具有抗菌、降血脂、降血糖、抗病毒、抗腫瘤、抗氧化、增強免疫力等作用。近年來馬齒莧抗腫瘤作用日益受到人們的關注，研究表明，其有效成分能抑制結腸癌、肺癌、喉癌、肝癌、宮頸癌、皮膚癌等多種腫瘤細胞的生長。另有研究表明，馬齒莧能減輕環磷醯胺等化療藥物所致的骨髓抑制、免疫功能低下和肝功能的損害，具有增效減毒作用。

大腸癌患者局部放療或使用氟尿嘧啶、伊立替康等化療藥物治療時易出現嘔吐、腹瀉等不良反應，導致機體血清鉀偏低，而馬齒莧是

罕見的天然高鉀食物，進食馬齒莧可保持血鉀和細胞內的鉀處於正常水準。

腫瘤放、化療易引起血象下降，血象下降後機體抵抗力較差，極易感染，另外，放射性腸炎是大腸癌放療常見的副作用，而馬齒莧有較強的殺菌消炎作用，與大蒜一同被列入「天然的抗生素」之列，故放化療期間的大腸癌患者可食用馬齒莧以預防感染。馬齒莧含有能抑制膽固醇和甘油三酯生成的成分，有保護心血管作用；還含有能促進胰島腺分泌胰島素、調節人體內糖代謝、保持血糖恆定、治療糖尿病的去甲腎上腺素。

現代醫學研究證實，馬齒莧具有誘導癌細胞凋亡、調節人體免疫功能、抗腫瘤血管生成、影響癌細胞代謝週期等抗癌藥理作用。

【相關人群】

放化療期間的大腸癌、食管癌、胃癌、肝癌等多種腫瘤患者都可食用馬齒莧，以預防低鉀血症、感染、血脂升高、血糖升高等副作用。尤其是大腸癌患者出現便血時更宜食用，能有很好的止血作用。

【食用注意】

馬齒莧為寒涼之品，脾胃虛寒的患者，症狀為吃得不多，經常肚子脹、肚子疼，用手按壓或用熱水袋捂肚子才會覺得舒服，平時怕冷、手腳發涼，大便偏稀、次數偏多，不宜吃馬齒莧。

馬齒莧食療方：

1.馬齒莧粥：馬齒莧250g，粳米60g。先將馬齒莧切碎備用，在粳米中加適量的水煮成稀粥，然後放入切碎的馬齒莧，煮熟即可。功

效：該品主要用於大腸癌便血、濕熱腹瀉。

　　2.馬齒莧鮮藕汁：將馬齒莧和鮮藕分別絞汁，然後取等量的汁液混勻。功效：每次服2 匙，具有清熱止血的作用，主要用於尿血、血淋、便血。

奇異果

　　人體的腸道黏膜、口腔黏膜細胞更新頻繁，增殖快，化療藥物對於這些處於增殖生長期的細胞有較大的殺傷作用，故大腸癌患者使用氟尿嘧啶、奧沙利鉑、伊立替康等化學藥物後易出現噁心、嘔吐、腹瀉、口腔潰瘍等副作用。有些化療藥物還會引起肝臟損害、血脂升高等不良反應。奇異果不僅具有抗腫瘤作用，在改善以上症狀方面也有佳效。

【功用】

　　奇異果，味甘、酸甜，性涼。具有調中理氣、生津潤燥、解熱除煩的功效。現代研究表明，奇異果中富含多種有效成分及多種人體必需的維生素、氨基酸和微量元素，具有抗腫瘤、抗突變、抗病毒、提高免疫、抗氧化、抗心肌缺血及降血脂等多種藥理作用。研究表明，奇異果能阻斷致癌物質——亞硝胺合成的活性成分，阻斷率達98%，有抑制癌細胞的作用。奇異果含有抗突變成分谷胱甘肽，有利於抑制誘發癌症基因的突變，對大腸癌、肝癌、肺癌、皮膚癌、前列腺癌等多

種癌細胞病變有一定的抑制作用。

奇異果因其含有大量的維生素C和抗氧化物質，被認為是一種免疫輔助劑，具有良好的提高機體免疫功效。在民間奇異果作為複方製劑，用於食管癌、胃癌、大腸癌、乳腺癌的治療，也取得了一定的成果。另外，奇異果果汁具有明顯的抗輻射損傷作用。

現代醫學研究證實，奇異果具有誘導癌細胞凋亡、防止正常細胞癌變、調節人體免疫功能、抗腫瘤、對化療藥物的多藥耐藥等抗癌藥理作用。另外，藤梨根為奇異果科軟棗奇異果的根，是廣泛應用於消化道腫瘤治療的中藥。

【相關人群】

大腸癌、胃癌、食管癌、肝癌等消化道癌症以及肺癌、皮膚癌、前列腺癌、乳腺癌等腫瘤患者都可食用奇異果，不僅抗腫瘤，還可提高機體免疫力。大腸癌患者在放化療期間食用奇異果可減輕病人做X光照射和化療中產生的副作用或毒性反應：奇異果具有理氣降逆的作用，對於消化不良、食欲不振、嘔吐有良好的治療作用；含有豐富的維生素C和B族維生素，對預防口腔潰瘍有天然的藥效作用；含有較多的膳食纖維和寡糖、蛋白質分解酵素，可防治、預防大便秘結、防治結腸癌；能明顯降低血清谷丙轉氨酶和血清谷草轉氨酶活性，具有保護肝臟的作用；含有豐富的鉀、鎂、鈣等微量元素，可有效預防電解質失衡。另外，奇異果還具有較好的降血脂、改善心肌缺血功用，冠心病、高血壓、心肌梗死、動脈硬化等心血管疾病的患者可多食用奇異果。

奇異果有滑泄之性，大便秘結者可多食之，而脾胃虛寒者應慎重

食用，腹瀉的患者不宜食用。

【食用注意】

奇異果長年食用太多會使人臟腑寒氣太重而導致腹瀉，所以不要因為奇異果是好東西就吃太多，注意合理搭配膳食。另外，奇異果與牛奶同食不但影響消化吸收，還會使人出現腹脹、腹痛、腹瀉等症狀，所以食用奇異果後一定不要馬上喝牛奶或吃其他乳製品。

蘋果

大腸癌患者常常出現脾虛的症狀：腹部總有飽脹感；總感覺疲倦、乏力、全身沒有力氣；大便偏稀，甚至呈水樣。有這些表現的患者在飲食上應當多食用具有益氣健脾功效的食物。還有些大腸癌患者會出現咽乾口燥，大便偏乾，感覺煩熱等津傷的表現，這類患者應該多食用具有生津作用的食物。而蘋果具有良好的生津止渴、清熱功效，還有一定的健脾功效，能改善大腸癌患者的上述症狀，因其具有通便和止瀉的雙重功效與作用。

【功用】

蘋果，性平、味甘、微酸。具有生津止渴、清熱除煩、健胃消食、益脾止瀉功效。現代藥理研究其具有預防癌症、降低膽固醇、降低血壓、抗氧化等功效。蘋果的抗氧化能力在所有水果中位居第二，

所含黃酮、多酚具有良好的抗腫瘤活性。

　　研究證實，蘋果提取物可抑制結腸癌、直腸癌、肝癌、乳腺癌、食管癌、肺癌和前列腺癌等腫瘤細胞生長和誘導癌細胞凋亡。蘋果與結腸健康似乎風馬牛不相及，但是德國科學家完成的一項新研究表明，蘋果和蘋果汁有助於增強人體生成抗癌物質的生理功能，對於結腸部位抗癌功效尤其顯著。

　　蘋果和蘋果汁中富含蘋果膠質和多酚，可促進人體在消化食物過程中產生抗癌物質，進而達到預防結腸癌的作用。而且，富含蘋果膠質的各種蘋果產品都具有預防結腸癌的功效。科學家們發現蘋果皮提取物能抑制43%的直腸癌細胞擴散，果肉提取物能減少29%直腸癌細胞擴散。美國康乃爾大學的研究員實驗發現，蘋果不但能抵禦癌細胞，還能減少乳癌細胞的數量和尺寸。蘋果在防治大腸癌及其他腫瘤方面是食用佳品。

【相關人群】

　　蘋果不僅能防癌抗癌，還能增強免疫力，故大腸癌、肝癌、食管癌、乳腺癌、肺癌和前列腺癌等腫瘤患者都可食用蘋果，尤其適宜於具有脾虛泄瀉或津傷便秘等症狀的患者。腫瘤患者化療期間食用蘋果不僅可減輕食欲不振、噁心、嘔吐、便秘、腹瀉等消化道反應，還有助於控制高血壓、高血脂、高血糖等。另有研究證實，蘋果有助於保持呼吸道，尤其是肺部的健康，故大腸癌肺轉移出現咳嗽、氣喘等症狀或伴有哮喘的腫瘤患者都適宜食用蘋果。

　　有報導稱，潰瘍性結腸炎急性發作期、白血球減少症的病人、前列腺肥大的病人、平時有胃寒症狀者忌生食蘋果，在此僅供腫瘤患者

參考。

　　蘋果皮也具有良好的抗癌防癌功效，且蘋果皮中含有更多的抗氧化劑、豐富的維生素C、維生素 B和大量的纖維素，能有效對抗大腸癌，因此專家建議吃蘋果最好連皮吃。

　　蘋果最好吃新鮮的，但蘋果的儲藏時間並不會影響它所含的植物化學成分，所以不妨在冰箱裡多囤一點蘋果，隨時想吃都能找到它。儲藏時不要與香蕉、馬鈴薯擱在一起，以免加速腐爛。

　　蘋果與薑片煮水服用，可有止嘔的作用；與梨同吃可加強生津潤肺潤胃功效；便秘的患者還可配合香蕉、大白菜、番薯等食用；腹瀉的患者可配合山藥、薏苡仁、石榴、白扁豆等食用。

山藥

　　大腸癌患者無論是術後、放化療期間，還是治療結束的康復期或晚期，病人常常會表現出不想吃飯，進食量少，腹部總有飽脹的感覺；大便偏稀，甚至呈水樣；總感覺疲倦、乏力、全身沒有力氣，甚至不想開口講話。這些都是典型的脾胃虛弱表現，平時應多吃些具有益氣、健脾功效的食物。而自古以來山藥就被視為物美價廉的補虛佳品。

【功用】

　　山藥，味甘，性平。歸脾、肺、腎經。具有補脾養胃、生津益肺、補腎澀精的功效。現代藥理研究顯示，山藥具有抗腫瘤、抗突變、增強免疫功能、調節胃腸功能、降血糖、降血脂、延緩衰老、保肝、促進腎臟再生修復、調節酸鹼平衡等藥理作用。近些年其抗腫瘤活性越來越得到大家的認可，研究也證實山藥具有直接細胞毒作用、防止正常細胞癌變、調節人體免疫功能、抗腫瘤血管生成等抗癌藥理作用。

【相關人群】

　　呼吸道腫瘤、消化道腫瘤、婦科腫瘤、乳腺癌、淋巴瘤、急性白血病等各種惡性腫瘤患者都可食用山藥補虛抗癌。晚期惡性腫瘤患者食欲減退、乏力、肝腎損害、肺轉移見咳嗽、氣短等，也可用山藥治療。此外，山藥還能緩解放化療的毒副反應，如食欲不振、嘔吐、乏力、腹瀉、轉氨酶升高、血糖升高、血脂升高等。但凡癌症患者在手術後恢復期、放射治療、藥物化療後出現正氣虛弱、免疫力下降、食欲不振、疲倦乏力、肝腎等臟腑的損害，都可使用山藥進行調補。

　　因山藥有養陰功效能夠助濕，所以胃中濕邪過於強盛，以致出現腹部脹滿、滿悶、時時想嘔吐等症的患者，或者有積滯、有實邪者不適宜食用山藥。另外，山藥有收澀的作用，故大便燥結者不適宜食用。

【食用注意】

　　食用山藥時最好不要與油菜、香蕉、柿子、豬肝等同食。腹瀉的

大腸癌患者還可食用扁豆、石榴、蓮子、莧菜、大棗、烏梅等健脾、止瀉的食物緩解腹瀉；乏力表現的大腸癌患者還可多吃些核桃、刀豆、木耳、太子參等具有益氣、健脾功效的食物。

山藥食療方：

1.黃芪山藥羹：黃芪30g加水煮30分鐘後去渣，加入60g山藥片後再煮30分鐘，加白糖（便秘者加蜂蜜）即成。每日早晚各服1次。具有益氣活血、增加食欲、提高胃腸吸收功能的作用。有疲倦乏力、食欲不振症狀的大腸癌患者都可食用，以開胃健脾。

2.花生米30g、山藥30g、枸杞子15g、糯米60g，煮粥。

3.銀耳6g（水發）、百合15g，煮爛加冰糖10~15g飲服，每日早晚食用。適宜白血球偏低的大腸癌患者食用。

4.山藥蓮芡糊：乾山藥片250g與蓮子、芡實各120g共研細粉，每次以9~15g加水煮熟成糊作點心吃，每日1~2次，能有止咳溫補等功效。各種癌症患者化療後出現消化道反應或術後體虛者都可食用。

小麥

有些大腸癌患者在知道自己得癌症的一段時間內或者腫瘤復發、轉移時可能會出現如下情況：不能集中精力做事情，甚至正做著事情就突然發呆、腦中一片空白；或者情緒波動較大，有時候突然悲傷地想要大哭，有時候又突然莫名其妙地開懷大笑；或者心情煩躁，即使是面對平時熟悉的

人或經常做的事情，也感覺很煩，睡覺時輾轉反側，不能安睡；或者伴有口乾、大便乾結等症狀。中醫稱以上症狀為「臟躁」，針對有這些表現的大腸癌患者，應該多吃一些具有甘潤滋補、養心益脾功效的食物，而小麥是「臟躁」治療佳品。

【功用】

小麥，味甘，性平，歸心、脾、腎經。具有養心安神、除熱止渴的功效。現代藥理研究表明，小麥具有增強免疫力、抗腫瘤、降血脂、降血糖、清除自由基、抗氧化、減肥、潤腸通便等生理活性。小麥中的阿拉伯木聚糖、小麥胚芽都被證實具有良好的抗腫瘤作用。有研究發現，在幾乎所有的高纖維素補品中，富含阿拉伯木聚糖的麩皮纖維素對防護腫瘤最有效。近幾年來的大量研究也表明，小麥麩在預防結腸癌的發生和發展過程中有重要作用。小麥麩至少通過三個途徑使結腸腸道中致癌物質減少：

1.小麥麩能抑制結腸腸道中易產生致癌物質的腐生菌生長，如大腸桿菌、梭狀芽孢桿菌、變形桿菌和糞鏈球菌等。

2.小麥麩對很多致癌物質（如亞硝胺、苯酚與甲苯酚、吲哚與甲基吲哚、膽汁酸與次級膽汁酸等）有很強的吸附作用，可使結腸腸道中致癌物質減少。

3.小麥麩使結腸腸道中參與致癌物質形成的酶活性降低，從而使結腸腸道中致癌物質減少。另外，小麥麩有軟便和促進腸道蠕動的作用，能縮短糞便在腸道中的停留時間，使致癌物質得到稀釋並和腸黏膜的接觸時間減少，減少了致癌物質對腸黏膜的刺激，對結腸癌有較好的預防作用。

【相關人群】

　　所有具有臟躁表現的腫瘤患者都可食用小麥來改善症狀，大腸癌、乳腺癌等腫瘤患者常食全麥還可有增強免疫力及抗腫瘤的作用。腫瘤患者放化療期間食用小麥粥不僅可幫助恢復體力，還可降血脂、降血糖，更重要的是小麥具有潤腸通便的功用，能有效改善便秘症狀。

【食用注意】

　　小麥麩皮、小麥胚芽是小麥中主要的抗腫瘤成分，故建議腫瘤患者吃全麥。小麥可以單用或與其他食品合用煮粥，如臟躁者可與大棗、甘草同煮；也可磨成麵粉後製作麵包、饅頭、麵條、包子、餛飩等食物。大腸癌患者口乾、便秘等熱邪表現明顯者，可配合白菜、番薯、馬齒莧、苦瓜等同食；神志恍惚、心煩等心氣不足明顯者，可與燕麥、糙米、扁豆、菇類、茄子等同食；睡眠欠佳的患者還可配伍牛奶、小米、核桃、大棗等同食。

銀魚

　　大腸癌患者化療期間或者晚期病人常常會出現體虛表現：食欲減退，疲倦、四肢沒有力氣、活動後感覺乏力更明顯，甚至不想開口說話等。對於有體虛表現的大腸癌患者，補虛扶助正氣至為重要，自古享有「水中人參」美譽

的銀魚正是良好的補虛佳品。

【功用】

銀魚，味甘，性平。具有補虛、健胃、益肺、利水的功效。經美國科學家大規模人群試驗證明，經常食用富含鈣的食品，能有效預防結腸癌與直腸癌發生，而銀魚富含鈣，每百克銀魚含鈣高達761毫克，幾乎為魚類之冠。

【相關人群】

呼吸道腫瘤、消化道腫瘤、婦科腫瘤等各種惡性腫瘤患者，在手術後恢復期、放射治療、藥物化療後但凡出現體質虛弱、營養不足、消化不良、脾胃虛弱等，都可食用銀魚進行調補。晚期腫瘤病人出現胸水、腹水或水腫等症狀時，食用銀魚能有很好的利尿作用。大腸癌有肺轉移、肝轉移的患者，多食用銀魚能有效緩解咳嗽、氣促、腹水、水腫等症狀。

【食用注意】

銀魚愈小所含的氨基酸愈豐富，且產卵前的銀魚味最豐美。體虛者還可搭配山藥、扁豆、大棗、鱔魚、泥鰍、糯米等食用；水腫或腹水明顯者可配合冬瓜、薏苡仁、薺菜、萵苣、金針、赤小豆等食用；貧血者可配合胡蘿蔔、豬肝、烏賊、阿膠、桑葚、葡萄等食用；咳嗽者可配合豬肺、白果、羅漢果、枇杷等食用。

第4章

抗肝癌

白扁豆

　　在臨床上，不少肝癌中晚期的患者，或者經過手術、放療、化療後，常出現正氣虛弱的症狀，表現為全身沒有力氣、總感覺特別疲勞、食欲差、進食量很少等症狀，中醫講這種患者需要補益中氣。白扁豆就是一種常見健脾益氣的食物，其補脾而不滋膩，化濕而不燥烈的特性，特別適合脾虛兼濕患者食用，此類患者除脾虛表現外，還伴有口中黏膩不爽、大便偏稀甚至呈水樣等症狀。

【功用】

　　白扁豆，味甘，性平，微溫。入脾、胃經。具有健脾化濕、消暑和中功效，臨床常用於治療暑濕吐瀉、脾虛嘔逆、食少久泄、水停消渴、赤白帶下及小兒疳積等。而白扁豆的功效還不止如此，據近年來的醫學研究發現，白扁豆有一定的抗癌功效，白扁豆體外試驗有抑制腫瘤生長的作用；白扁豆所含的植物血細胞凝集素通過體外試驗證

明，具有使惡性腫瘤細胞發生凝集、腫瘤細胞表面結構發生變化的作用，對腫瘤細胞有直接殺傷作用；另外，植物血細胞凝集素可促進淋巴細胞的轉化，從而增強機體對腫瘤的免疫能力。

【相關人群】

肝癌、胃癌、大腸癌等各種腫瘤患者不管是晚期患者還是經過手術、放療、化療後，但凡出現正氣虛弱、脾虛泄瀉者都可食用白扁豆以健脾、止瀉。肝癌患者出現食欲下降、飯後上腹飽脹、噁心嘔吐、泄瀉等消化道症狀，以及癌症病人在化療期間及其後出現以上消化道反應者，食用白扁豆也可改善症狀。患瘧疾者，出現嚴重水瀉、噁心、食欲不振等症狀時不可食用白扁豆。

【食用注意】

白扁豆含有一種凝血物質和溶血性皂素，如煮不透，半生半熟地食用，會引起中毒現象，出現頭昏、頭疼、嘔吐、噁心等症狀，因此吃白扁豆一定要煮熟燒透。肝癌患者出現消化道症狀或癌症病人在化療期間及其後出現消化道反應者，皆可用白扁豆配山藥、薏苡仁、鮮蘿蔔汁或萊菔子、粳米等煮粥食，有理氣化濕、健脾助運之功，可獲消脹、開胃、止嘔、止瀉之效。以新鮮白扁豆燒肉、燒雞、燒蘿蔔，或者切絲與具有抗癌作用的香菇、蘑菇、木耳、猴頭菇等同炒食，則既是美味佳餚，又是抗癌佐食，癌症患者常食之有助益。肝癌患者在放化療期間還可輔以其他健脾開胃之品，如蓮藕、山藥、薏苡仁、葡萄、冬瓜、雞蛋、鵪鶉蛋、燕窩、鱉甲、龜板膠等。

🌱白扁豆食療方：

1.用白扁豆1kg，炒黃，磨成粉。每日三餐前服9g，用燈心草湯調服，可治癌性水腫。

2.白扁豆山藥粥：鮮山藥30g去皮切片，白扁豆15g，粳米50g。先煮白扁豆和粳米，至半熟，繼入山藥片同煮，加白糖適量，作早餐。功效：健脾益氣，化濕止瀉，適宜伴有腹瀉的癌症患者。

草莓

食欲下降、飯後上腹飽脹、消化不良、打嗝、噁心等是肝癌患者常見的消化道症狀；有些患者因為止吐藥物的應用或者由於肝功能受損，致胃腸道功能紊亂而容易出現便秘；還有些患者因為腫瘤組織壞死後釋放致熱原進入血液循環引起癌性發熱，或由於抵抗力低下，很容易合併感染而出現發熱，有「水果皇后」之稱的草莓能夠明顯改善肝癌患者的以上症狀。

【功用】

草莓，味甘、酸，性涼，入脾、胃、肺經，具有防癌抗癌、健脾和胃、滋養補血、潤肺生津、止咳清熱、益心健腦等功效。草莓中的有機酸有助於促進胃腸道的功能，對食欲不振、腹脹、消化不良有很好的療效，飯前吃幾顆草莓可增進食欲，助消化。如果飯後吃草莓，可促進胃腸蠕動，幫助消化，改善便秘，預防痔瘡、腸癌的發生，這是因為草莓中含有豐富的果膠和膳食纖維。

　　草莓中的維生素C、生物類黃銅和鐵等成分對貧血等疾病有滋補調理作用，還可預防壞血病（維生素C缺乏症）。草莓對高血壓、心臟病、動脈硬化有積極的預防作用。據醫學研究，草莓在抗癌水果中的作用位居首位。近年來，國外學者研究證實，草莓中含有的抗癌物質，可抑制、阻礙癌細胞分裂，並能抵抗致癌物和誘導機體突變的物質，保護正常細胞，抑制惡性腫瘤生長。另文獻報導稱，草莓中含有的抗氧化物質有放射防護的作用，且已經得到證實和認可。此外，草莓還有醒酒、醒腦的功能。

【相關人群】

　　肝癌、大腸癌、白血病、肺癌等各種腫瘤患者都可食用草莓輔助抗癌，尤其適宜伴有食欲不振、腹脹、消化不良、便秘、貧血、發熱等症狀或伴有高血壓、冠心病等疾病的腫瘤患者食用。腫瘤患者化療期間食用草莓可減輕消化道反應，放療期間食用可預防放射性食管炎、放射性腸炎等發生。不過，草莓雖好，痰濕內盛、腸滑便瀉者，有尿路結石和腎功能不好的病人不宜多吃，因為草莓中含有比較多的草酸鈣，食用不當可能會加重這些患者的病情。

【食用注意】

　　草莓除可鮮食外，還可加工成多種食品，如果汁、果醬、果酒等。還可將草莓汁加到霜淇淋、布丁、蛋奶甜羹、明膠沙拉等食品中，製成多種美味食品。食欲下降、腹脹的患者可在每餐飯前吃草莓；過食油膩、消化不良的患者可飯後食用；有牙齦出血者，每日早晚都可吃些草莓。

🌿 草莓食療方：

1.取新鮮草莓100g，粳米100g，紅糖20g。將新鮮草莓洗淨後研成稀糊狀。淘淨的大米入鍋，加水適量，煮成稠粥，粥成時加入紅糖、草莓糊，拌勻，煮沸即成。早晚兩次分服。長期服食，能健脾和胃。

2.取新鮮草莓50g，蜂蜜30g。將新鮮草莓絞成糊狀，盛入碗中，調入蜂蜜，拌勻，加冷開水沖泡至500ml，放入冰箱即成。每日兩次，每次250毫升，當茶飲服。有補虛養血、潤肺利腸、解毒抗癌之功效。對鼻咽癌、肺癌、扁桃體癌、喉癌患者在放療期間及放療後做輔助食療尤為適宜，可緩解放療反應，減輕病症，促進康復。

黃瓜

肝癌患者常會感到右上腹間歇性或持續性的隱痛，有時可能還會因為體位的變動而加重；大部分肝癌患者還會出現黃疸（眼睛鞏膜、全身皮膚發黃，小便色黃）、發熱、腹水、水腫等症狀。此時可多食用一些具有清熱、利濕、鎮痛等功效的食品，而黃瓜正是具有這種功效的代表食物之一。

【功用】

黃瓜，性寒，味甘。具有清熱利水、解毒消腫、生津止渴功效。黃瓜中含蛋白質、脂肪、糖類化合物、礦物質、維生素（A、B_1、B_2、C、E）等成分，是一種很好的保健和輔助療效食品，作為減肥美容的

佳品，長久以來一直受到人們的青睞。現代藥理學研究發現，黃瓜頭部含有的葫蘆素C具有提高人體免疫功能的作用，從而達到抗腫瘤目的。此外，該物質還可治療慢性肝炎和遷延性肝炎，對原發性肝癌患者有延長生存期、逐步消除病痛的作用。另外，鮮黃瓜中含有非常嬌嫩的纖維素，既能加速腸道腐敗物質的排泄，又能降低血液中膽固醇的功能，因此，患有肥胖病、高膽固醇和動脈硬化病的病人，常吃黃瓜大有益處。

【相關人群】

肝癌患者食用黃瓜不僅能夠提高免疫力、抗腫瘤，還能夠緩解疼痛、黃疸、腹水等症狀。無論是癌症性發熱，還是抵抗力低下受感染引起的炎症性發熱患者，吃黃瓜都可清熱。伴有腹水、胸水或全身水腫的癌症患者，吃黃瓜有減少滲出的作用。伴有高膽固醇、動脈硬化病的癌症病人也適宜食用黃瓜。

黃瓜性寒，因此脾虛胃寒，腸胃消化不良者不可多吃。

【食用注意】

黃瓜可作蔬菜，也可作水果吃，可熟食亦可生吃，但由於它的維生素等營養物質含量較少，最好與其他蔬菜、水果配合食用，以達到更好的營養效果。肝癌患者發熱的病人可配合水芹、茭白、苦瓜、番茄、菱、西瓜、奇異果等食用；黃疸病人可配合茭白、荸薺、泥鰍、蟹、蛤蜊、田螺、螺螄、金針等食用；腹水、水腫病人可配合赤小豆、鵪鶉蛋、海帶、蛤蜊、西瓜、甘蔗、冬瓜、南瓜等食用；感疼痛的病人可配合金柑、佛手、楊梅、山楂、慈菇等食用。

金針

　　肝癌伴腹水的患者，由於腹水壓迫下肢靜脈或因癌栓阻塞而使靜脈回流受阻，或者由於血漿白蛋白過低而常有下肢水腫症狀，輕者發生在腳踝部，嚴重者可見整條腿都水腫。肝癌患者由於肝功能受損、凝血功能異常，所以大部分肝癌患者有出血傾向，如牙齦出血、皮下紫斑、消化道出血、鼻出血等。對於水腫患者可食用具有利水消腫功效的食物，有出血傾向者應注意養血、止血，金針因其具有利水、止血等功效，而成為肝癌患者的食療佳品。

【功用】

　　金針性平，味甘，微涼。入肝、腎經。具有養血平肝、消腫利尿、止血、防癌、降壓、降膽固醇、通乳、利濕熱、健腦安神等功效。據報導，金針提取物可抑制纖維原細胞的增生，阻止癌細胞增殖。

　　金針中含有的秋水仙鹼對細胞有絲分裂有明顯抑制作用，能抑制癌細胞的增長，所以臨床上廣泛用以治療癌症，對肝癌、乳腺癌、皮膚癌、白血病和惡性淋巴瘤有一定作用。

　　另外，在致癌物中，亞硝胺是最令人關注的一類化學致癌物，它能引起人體肝臟等多種器官的惡性腫瘤，特別在肝癌、鼻咽癌、食管癌及胃癌的發生上具有重要作用，研究證實金針提取物對亞硝胺的形成具有一定的抑制能力。

【相關人群】

　　肝癌、乳腺癌、皮膚癌、白血病、惡性淋巴瘤及肺癌等腫瘤患者都可食用金針以抗腫瘤。各種腫瘤患者出現黃疸、腹水、水腫、出血、高血壓、高膽固醇等臨床表現時都可食用金針緩解病情。另外，對於心情鬱悶、煩熱而失眠的患者，常吃金針可清熱除煩、令人安睡。

【食用注意】

　　食用金針一般取其乾品，先用水浸泡，待脹後炒菜、燒湯食用。鮮金針中含有秋水仙鹼，食後易中毒，發生噁心、嘔吐、腹痛、腹瀉、血尿、便血等反應，所以不宜吃鮮品。如果食用鮮品，應先將鮮金針用開水焯過，再用清水浸泡2小時以上，撈出用水洗淨後再進行炒食，這樣就安全了。

　　肝癌患者水腫、腹水明顯者，還可食用赤小豆、鵪鶉蛋、海帶、蛤蜊、西瓜、甘蔗、冬瓜、南瓜等；有出血傾向者還可食用烏梅、慈菇、蚌肉、馬蘭頭、薺菜、藕等。肝功能差者還可食用甲魚、薊菜、香菇、蘑菇、刀豆等保肝食物。

金針食療方：

　　1.泥鰍金針煮豆腐：泥鰍、金針、豆腐煮羹食。適用於肝癌伴有黃疸者。

　　2.涼拌金針：鮮金針200g在熱水中汆一下撈出晾涼，加麻油糖少許涼拌即可。功效：清熱利濕消腫，適用於肝癌伴有水腫、腹水患者。

　　3.金針瘦肉湯：金針30g（乾品，浸泡洗淨），瘦豬肉100g，蜜棗

2枚，同入鍋內，加水適量慢火煮1小時，以鹽調味後食用。有清熱平肝、潤燥、止血之效。適用於有出血傾向的肝癌患者。

金針菇

大多數肝癌患者有身體免疫力低下的困擾，機體免疫力低下就不能抑制或殺死腫瘤細胞，機體防衛力量減弱或消失了，癌症細胞就會肆無忌憚地在體內生長，進而轉移擴散。臨床上使用胸腺肽、香菇多糖等免疫製劑的目的正是提高機體的免疫力，以更好地抗腫瘤。近年來的研究發現，我們日常飲食中的許多食物都具有增強機體免疫的功能。

【功用】

金針菇，性寒，味鹹。入肝、胃、腸三經。能利肝臟、益腸胃、增智慧、抗癌瘤。大量文獻報導，金針菇中含有的金針菇多糖、黏多糖等成分，可提高人體免疫力，有助於預防和治療肝癌、卵巢癌、乳腺癌等癌症。金針菇多糖還能增加化療療效，並能減輕化療導致的不良反應，如外周血白血球減少等；而且還可通過誘導肝藥物代謝酶的活性，使肝臟清除自由基的能力加強，從而起到保肝的作用。

金針菇柄中含有大量膳食纖維，可以吸附膽酸，降低膽固醇，促使胃腸蠕動，有預防高血壓和心肌梗死、治療肝病及消化道潰瘍的功能。金針菇高含量的賴氨酸能促進兒童生長發育，增強記憶，提高智

力；精氨酸能預防和治療肝炎、胃腸潰瘍等消化系統疾病。新加坡國立大學研究人員發現，金針菇的菇柄含有的一種蛋白不僅能提高免疫能力對抗癌症，還可預防哮喘、鼻炎、濕疹等過敏症。

【相關人群】

呼吸道腫瘤、消化道腫瘤、乳腺癌、婦科腫瘤、白血病等各種腫瘤患者，特別是針對患病後免疫功能受腫瘤抑制、化療抑制或者本身體質較差的患者，食用金針菇能增強免疫力，遏制腫瘤的發展，提高患者的生存品質。放化療期間的患者宜多吃金針菇，增加藥效、減輕放化療副反應。肝功能差、高膽固醇血症、高血壓的患者食用金針菇大有益處。

金針菇並非人人皆宜食用。傳統醫學認為，金針菇性寒，脾胃虛寒、慢性腹瀉的人應少吃；關節炎、紅斑性狼瘡患者也要慎食，以免加重病情。

【食用注意】

金針菇一次不要吃太多，因其含有高纖維，吃多了可能導致拉肚子。新鮮的金針菇中含有秋水仙鹼，食用後容易因氧化而產生有毒的二秋水仙鹼，它對胃腸黏膜和呼吸道黏膜有強烈的刺激作用。一般在食用30分鐘至4小時內，會出現咽乾、噁心、嘔吐、腹痛、腹瀉等症狀。大量食用後，還可能引起發熱、水電解質平衡紊亂、便血、尿血等嚴重症狀。

秋水仙鹼易溶於水，充分加熱後可以被破壞。因此，食用鮮金針菇前應在冷水中浸泡2小時；烹飪時要把金針菇煮軟煮熟，使秋水仙

鹼遇熱分解；涼拌時，除了用冷水浸泡，還要用沸水焯一下，讓它熟透。

牡蠣

　　肝癌患者因為病變部位在肝，大部分患者肝臟內會出現大小不等的結節或腫塊，有時可在患者右側上腹部觸到一個較硬的且表面凹凸不平、有小結節的腫塊。具有軟堅散結作用的食物有助於縮小腫瘤，而牡蠣正是此種佳品。且因為肝臟損傷，肝細胞壞死，肝癌患者的肝功能會出現嚴重損傷，牡蠣尚具有保肝的作用。

【功用】

　　牡蠣肉味鹹、澀，性微寒。歸心、脾、肝、腎經。有平肝潛陽、軟堅散結、收斂固澀之功效。近代研究表明，牡蠣肉含有豐富的糖原、蛋白質、氨基酸、牛磺酸、谷胱甘肽、脂肪酸、維生素和無機鹽等。牡蠣肉具有如下功效：

　　1.抗腫瘤：牡蠣提取物有抑制肝癌、腸癌、肺癌、胃腺癌、鼻咽癌、宮頸癌、白血病細胞等多種腫瘤細胞生長的作用。實驗發現，牡蠣多糖不僅可抑制腫瘤細胞生長，還能抑制血管內皮細胞生長，阻斷腫瘤內新生血管的形成，以抑制腫瘤的生長和轉移。

　　2.免疫增強作用：牡蠣提取物能增加淋巴細胞、NK細胞活性，提

高機體體液免疫、細胞免疫，恢復、緩解腫瘤消耗或應用化療藥物後所致機體免疫反應低下。

3.保肝護肝：牡蠣提取物能使組織形態學上的肝細胞變性、壞死得到明顯的改善和修復，能夠抑制肝損傷導致的谷氨酸丙酮酸轉氨酶（GPT）、谷氨酸草醯乙酸轉氨酶（GOT）水準升高，對肝臟有較好的保護作用。

4.其他：牡蠣還具有降血脂、降血糖、降血壓、抗氧化、抗疲勞、抗菌及放射增敏等保健功能。

【相關人群】

肝癌、惡性淋巴瘤等各種腫瘤患者都適宜食用牡蠣輔助抗癌、增強機體免疫功能，尤其是腫瘤發生淋巴結轉移時，食用牡蠣有助於縮小腫塊。腫瘤放、化療期間食用牡蠣還能增強抗腫瘤效果。多種腫瘤都易發生肝轉移，而且很多化學藥物都有損傷肝功能的毒副作用，故腫瘤患者食用牡蠣可有很好的保肝護肝作用。伴有高血脂、高血糖、高血壓等病症的腫瘤患者常食用牡蠣也有益處。

牡蠣性寒，體質偏寒者慎用。

【食用注意】

肝癌患者還可適當食用鱉甲、紫菜、淡菜、海帶等以增強抗腫瘤作用；食用餘甘子、葡萄、木瓜、羅漢果、大棗、番薯、大豆等加強保肝作用；食用猴頭菇、山藥、香菇、奇異果、薏苡仁等增強機體免疫功能。

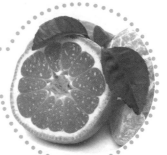

橘子

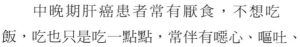

　　中晚期肝癌患者常有厭食，不想吃飯，吃也只是吃一點點，常伴有噁心、嘔吐、腹部飽脹感等，這是因為腫瘤組織本身分泌的物質有時可抑制食欲；放療、化療也可引起厭食，儘管止吐藥可控制嘔吐，但無法促進食欲。另外，消化系統腫瘤本身就會影響消化功能的正常運轉，肝癌、胰腺癌、胃癌、腸癌等患者常有厭食現象。中醫調理厭食，主要是從滋補脾胃、消食導滯、疏肝化濕、溫補脾腎等多種方法入手。橘子具有很好的開胃理氣功效。

【功用】

　　橘子，味甘酸，性涼，歸胃、肺經。具有開胃理氣、止咳潤肺、解酒醒神之功，主治嘔逆食少、口乾舌燥、肺熱咳嗽、飲酒過度等症。澳洲學者稱每天吃一個橘子類水果，可使患口腔癌、喉癌和胃癌的機率降低50%。研究顯示，橘子類水果可通過自身所含的抗氧化劑來保護人體，增強免疫力，抑制腫瘤生長，促進癌變細胞正常化。日本一項研究指出，橘子中所含豐富的 β-隱黃素具有很強的抗氧化能力，對癌症有一定的抑制作用，尤其對預防大腸癌、皮膚癌有重要意義。另據研究表明，橘子中含有的芹菜配基、諾米靈、維生素B_1、維生素P等成分也具有防治乳腺癌、胃癌、白血病等惡性腫瘤作用。此外，澳洲學者宣稱他們發現的顯著證據可以證明，橘子還能降低患冠心病、高血壓、糖尿病、痛風的機率。

【相關人群】

肝癌、大腸癌、胃癌、皮膚癌、口腔癌、喉癌、乳腺癌及白血病等各種腫瘤患者都可食用橘子抗腫瘤、增強免疫力，尤其適用於有厭食表現的患者。化療期間的患者食用橘子不僅可增進食欲，還能降低冠心病、高血壓、糖尿病的發生機率。

【食用注意】

橘子吃多容易導致脹氣，而且易上火，故不要一次吃太多。另有報導稱：食用蘿蔔前後不宜吃橘子，否則易導致甲狀腺腫大；吃橘子前後1小時內不要喝牛奶，因為牛奶中的蛋白質遇到果酸會凝固，影響營養吸收。

一個橘子可有五味藥，即橘肉、陳皮、青皮、橘核和橘絡。橘肉介紹如上，其他說明如下。

橘絡：橘皮內層的網狀筋絡，性味甘苦平，有行氣通絡、化痰止咳之功，主治痰滯經絡之胸脅脹痛、咳嗽咳痰或痰中帶血等症。

陳皮：橘子乾燥成熟的外皮，其性溫味苦辛，具有理氣健脾、燥濕化痰、止咳降逆等功效，可治療脘腹脹滿及疼痛、食少納呆、噁心嘔吐、噯氣、呃逆、便溏泄瀉、寒痰咳嗽等症，還可解魚蟹毒。

青皮：橘子未成熟果實之外皮或幼果，色青而名之。其性溫味苦辛，具有疏肝破氣、散結消痰之功，力較陳皮強，常用於治療肝鬱氣滯所致的胸脅脹滿、胃脘脹悶、疝氣、食積、乳房作脹或結塊等症。

橘核：橘子的果核（種子），性微溫味苦平，能理氣散結止痛，對睾丸脹痛、疝氣疼痛、乳房結塊脹痛、腰痛等有良效。

玫瑰花

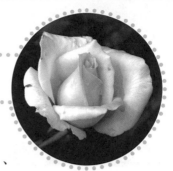

　　許多肝癌患者在右側上腹部會觸到一個腫塊，摸起來比較硬，感覺表面凹凸不平、有小結節，腹部的疼痛部位較固定，用手按壓的時候疼痛會加劇。還有些患者會感覺胸脅部疼痛，而且疼痛晚上會加重。部分患者表現出在手掌大拇指和小指根部的大小魚際處皮膚會出現紅色斑點、斑塊，用手按壓後紅色會消退變成蒼白色（肝掌）；或者在臉上、脖子或胸部出現中心一個圓形的小血管瘤，向四周伸出許多毛細血管，看上去像一個紅色的蜘蛛趴在皮膚上（蜘蛛痣）；或者肚子上出現青筋。以上症狀都是氣滯血瘀症肝癌患者的臨床表現，有這些表現的患者適宜食用理氣、散瘀的食物，而玫瑰花正是此中佳品。

【功用】

　　玫瑰花，味甘、微苦，性溫。入肝、脾二經。既能行氣解鬱、和血散瘀，又能消腫止痛。現代藥理研究表明，玫瑰花的藥理作用廣泛，尤其對心血管疾病、各種炎症、腫瘤、糖尿病等具有良好的治療作用。玫瑰花主要降低餐後高血糖的水準，還具有保肝利膽作用，能明顯改善肝炎恢復期及膽囊炎、膽石症發作期的症狀。

　　研究表明，玫瑰花所含的兒茶精類物質有煙酸樣作用，可用於放射所致各種疾病的綜合治療，並有抗腫瘤作用。玫瑰花甲醇提取物能夠抑制人前列腺癌細胞的生長。玫瑰花中富含的膳食纖維不能被消化分解成葡萄糖，可有效防治糖尿病；能降低血清中膽固醇的濃度，有

效防治高血脂和冠心病；可促進胃腸蠕動，有效防治便秘和降低腸道癌的發生率。玫瑰花中含有的亞油酸對於胃癌細胞、黑色素腫瘤、結腸直腸癌細胞及乳腺癌細胞有殺傷作用。

【相關人群】

　　肝癌、前列腺癌、胃癌、黑色素腫瘤、大腸癌及乳腺癌等腫瘤患者辨證屬氣滯血瘀症者都適宜食用玫瑰花。接受放療的腫瘤患者可食用玫瑰花防治放療所引起的放射性食管炎、肺炎、腸炎等併發症。餐後血糖偏高的糖尿病患者、心肌梗死患者、各種炎症患者都適宜食用玫瑰花。另外，腫瘤患者血液大多處於高凝狀態，易發生血栓，特別是為方便治療而行深靜脈置管的患者更易出現血栓，食用玫瑰花有抗血栓的功效。

　　陰虛火旺症患者不宜長期、大量飲服。

【食用注意】

　　玫瑰花可採取泡茶、煎湯、浸酒、熬膏等多種內服法，亦可外用。腹部疼痛明顯者可配伍佛手、鬱金、杭芍等一起泡茶飲用；血瘀明顯或有血栓傾向者可配合檸檬、葡萄、鳳梨、山楂、橄欖等食用。

泥鰍

大多數肝癌患者右側胸及上腹部總感覺脹脹的、鼓鼓的，用手按壓比較疼痛；或者出現發熱，感覺口苦或口臭，全身皮膚、眼睛及小便都是黃色的；或者出現腹水或胸水，噁心嘔吐，大便乾結難解或者排便時黏膩不爽快。以上是典型的濕熱毒蘊症肝癌患者，治療當清熱利濕、解毒消癥，而泥鰍有清熱解毒、祛濕之功效，有助於改善發熱、黃疸、水腫症狀。

【功用】

泥鰍，性甘、平。歸脾經。其主要功效為補中益氣、醒酒止渴、健脾和胃、清熱解毒、祛濕邪。民間常用泥鰍黏液治癰腫、中耳炎，用活泥鰍搗碎外敷治療乳腺癌、骨髓炎等，療效顯著。還有民間流傳吞泥鰍粉治療B肝、肝硬化之法，效果較好，近年來也有用泥鰍治療傳染性肝炎和糖尿病。

研究證明，泥鰍多糖能降低糖尿病患者的高血糖、高血脂；有降轉氨酶、除黃疸和保護肝臟的作用；能對抗急性炎症；能夠通過誘導白血病、肝癌腫瘤細胞的凋亡而抑制腫瘤細胞增殖。另外，泥鰍含有的黑色素、硒、凝集素等活性物質，也能抑制癌細胞生長而有抗癌作用。

【相關人群】

肝癌、乳腺癌、白血病等腫瘤患者可食用泥鰍輔助抗癌。因為泥

鰍具有補中益氣、健脾和胃的功效,所以凡是身體虛弱、營養不良、辨證屬脾胃虛寒(長時間肚子隱隱作痛,感覺肚子涼颼颼的,喝點熱水或腹部保暖後症狀會緩解,不吃飯時肚子疼痛更加明顯,吃飯後疼痛減輕,吃一些涼的食物或者肚子受涼後就會肚子痛或者疼痛加重;伴有吃飯量少,身體疲勞沒有力氣,手腳發涼,拉肚子等)的腫瘤患者都適宜食用泥鰍。食用泥鰍可改善腫瘤患者發熱、黃疸、水腫等症狀。化療期間的腫瘤患者可食用泥鰍防治高血糖、高血脂及肝功能損傷等不良反應。

發低熱,且伴有口乾、兩面頰部潮紅、夜間容易出汗、手心腳心發熱、心情煩躁、睡眠差等辨證屬陰虛火旺的患者不適宜食用泥鰍。

【食用注意】

泥鰍不宜與螃蟹、毛蟹等同時食用。肝癌患者黃疸明顯者可配伍茭白、荸薺、蛤蜊、田螺、螺螄、金針等食用;腹水、水腫明顯者可配合赤小豆、李子、鵪鶉蛋、海帶、黑魚、西瓜、甘蔗、冬瓜、南瓜等食用;肝脾腫大者可配合海帶、薏苡仁等食用。

❧ 泥鰍食療方:

1.泥鰍赤豆瘦肉湯:泥鰍500g,赤小豆10g,瘦肉150g,放入生薑、胡椒、鹽、陳皮、味精等調味品做成湯。適宜黃疸並伴有腹水的肝癌病人。

2.泥鰍金針煮豆腐:泥鰍、金針、豆腐煮羹食。適宜黃疸病人。

3.泥鰍核桃:核桃5枚,洗淨連殼煮泥鰍食。適宜肝脾腫大病人。

芹菜

　　許多肝癌患者膽汁分泌和排泄發生障礙，而出現眼睛甚至全身皮膚及小便發黃；晚期肝癌病人還會出現腹水，由於腹水壓迫下肢靜脈或癌栓阻塞使靜脈回流受阻、或者血漿白蛋白過低的患者常有下肢水腫，輕者僅發生在腳踝部，嚴重者可蔓延至整個下肢。芹菜因其具有清熱利尿除濕等功效，能夠改善肝癌患者黃疸、腹水、水腫等症狀。

【功用】

　　芹菜常被分為水芹和旱芹兩種。中醫認為水芹、旱芹均屬涼性，其中水芹味甘辛，旱芹味甘苦，水芹入肺、胃二經，偏重於清熱除煩、利尿除濕、化痰下氣、止血，是煩渴、淋病、水腫、痰多、黃疸等患者的食療佳品；旱芹入肝經，偏重於平抑肝陽（降血壓）、祛風利濕，適合高血壓導致的頭痛、眼睛視物模糊、臉發紅等以及高血脂患者食用。

　　現代研究表明，水芹的水煎液或注射液對肝細胞有一定保護作用，肝炎、肝功能不全者宜常食之。英國科學家研究發現，食用水芹，可減少煙草中有毒物質對肺的損害，在一定程度上可防治肺癌。水芹還含有抑殺結核桿菌的成分，可提高機體免疫力和抗病能力，使結核桿菌逐漸減少或消失，故結核病患者可多吃些水芹。此外，水芹還對泌尿系統感染等疾病具有很好的輔助治療作用。

　　旱芹中含有的芹菜素等抗癌物質可通過抑制癌細胞生長、誘導

癌細胞凋亡、影響癌基因表達、抑制正常細胞突變、抑制腫瘤細胞擴散和轉移以及干擾腫瘤細胞的信號傳導等途徑，而達到預防和治療肝癌、胃癌、結腸癌、肺癌、皮膚癌、胰腺癌、前列腺癌、卵巢癌、乳腺癌、甲狀腺癌等多種腫瘤的目的。另外，芹菜中含有大量纖維素，可加速胃腸排空，縮短食物中有毒物質在腸道內停留時間，經常食用可預防大腸癌。

【相關人群】

呼吸道腫瘤、消化道腫瘤、婦科腫瘤、皮膚癌、甲狀腺癌等各種腫瘤患者都可食用芹菜抗擊癌症，尤其是伴有黃疸、胸水、腹水、水腫等症狀的腫瘤患者。腫瘤患者伴有高血壓、高血脂、結核病、泌尿系統感染等疾病時，多吃芹菜可有很好的輔助治療作用。水芹和旱芹都具有防癌抗癌功效，肝功能差的腫瘤患者或結核病患者適宜食用水芹，而旱芹更適合高血脂、高血壓、動脈硬化及腫瘤患者食用。

芹菜性寒涼，多食易傷脾敗胃，容易影響胃的消化吸收功能，故慢性胃炎、腸炎患者及脾胃虛寒的腫瘤患者不宜多食。此外，現代研究表明，男性多吃芹菜會抑制睾酮生成，從而有殺精作用，會減少精子數量，因而芹菜又被稱為「精子殺手」，因此，青年男性，尤其是近期準備做爸爸的男性朋友與芹菜應暫時保持距離。

【食用注意】

芹菜葉的營養物質遠遠超過莖，吃芹菜時千萬不能丟棄葉子。

第5章
抗食管癌

鳳梨

　　食管癌手術後期，患者進食後常感腹部飽脹不適、消化不良，飽餐後還可出現胸悶、氣急等肺壓迫症狀，此時，吃點鳳梨就能有助消化的作用。此外，食管癌放療中放射線對唾液腺和口腔黏膜有損傷，患者容易出現口乾、咽乾、口腔糜爛而致咀嚼困難和吞嚥疼痛，此時食用鳳梨不僅開胃、增強食欲，還可緩解口乾、咽乾等症狀。

【功用】

　　鳳梨，味甘，微酸，性平，有生津止渴、助消化、潤腸通便、利尿消腫、去脂減肥功效。有研究表明，鳳梨含有豐富的糖、脂肪、蛋白質、維生素C、有機酸等，而且在果汁中還含有一種跟胃液相類似的蛋白酶，能幫助消化，促進食欲。鳳梨還能有效酸解脂肪，可降低血壓、稀釋血脂，還可預防脂肪沉積。故餐前吃些鳳梨，既能借助豐富的酶來開胃，又能解油膩，對健康十分有益，尤其適合不想吃飯的患

者。

鳳梨蛋白酶能促進抗炎，進而緩解頭痛、關節疼痛、運動後肌肉疼痛等各種疼痛症狀，並能舒緩嗓子疼和咳嗽等症狀。另據報導，鳳梨蛋白酶還可溶解血栓，防止血栓形成，降低腦血管病和心臟病的死亡率。研究證實，鳳梨蛋白酶、鳳梨多糖都具有抑制腫瘤細胞的生長、調節免疫的作用。另外，鳳梨含豐富的膳食纖維，能刺激腸道，加速蠕動，對便秘治療有一定的療效。

【相關人群】

不想吃飯、飯後消化不良、腹部飽脹不適的腫瘤患者適宜食用鳳梨以促進消化、增加食欲。食管癌及其他腫瘤在放射治療過程中適宜食用鳳梨生津止渴，緩解口乾、咽乾等放療副反應。大多數腫瘤病人血液呈高凝狀態，易發生血栓，深靜脈置管的患者因為血管內的異物刺激更易發生血栓，食用鳳梨可溶解血栓，防止血栓形成。血脂偏高或長期食用過多肉類及油膩食物的患者以及患病病程中有便秘困擾的患者，都適合食用鳳梨。

患有潰瘍病、腎臟病、凝血功能障礙的人應禁食鳳梨。發燒及患有濕疹、疥瘡的人不宜多吃。

【食用注意】

鳳梨含有苷類、鳳梨蛋白酶以及5-羥色胺等物質，對皮膚、口腔黏膜都有刺激，還有人天生對鳳梨過敏，在食用鳳梨15分鐘至1小時左右可能會出現腹痛、噁心、嘔吐、腹瀉，同時出現過敏症狀如頭疼、頭昏、皮膚潮紅等症狀，甚至休克，在這樣的情況下，一定要立刻停

止食用鳳梨並去醫院就診。如果將鳳梨切成片或塊放在鹽水中浸泡30分鐘，然後再洗去鹹味，就可達到消除過敏性物質的目的，還會使鳳梨味道變得更加甜美。飯後半小時吃這些用鹽水浸泡過的鳳梨，既美味，又營養。不過，對於有鳳梨過敏史的人來說，還是不吃為佳。

刀豆

食管癌患者在放療、化療過程中及後期，常出現吞嚥困難、呃逆、噁心、嘔吐、腹脹等不良反應。中醫認為，刀豆是治療呃逆的要藥，可改善患者的上述症狀，特別適合虛寒性呃逆（從嗓子發出來一種不受身體控制的衝擊聲，頻繁的發出呃聲，聲響短暫、低沉且聲音弱弱的聽起來就感覺沒有力氣）患者；有些患者還會出現吃飯量不多，經常肚子脹、肚子疼，用手按壓或用熱水袋捂後肚子會覺得舒服一些，或平時怕冷、手腳發涼，或大便偏稀、次數偏多。

【功用】

刀豆，味甘，性溫，歸胃、大腸、腎經。有溫中下氣、利腸胃、止嘔呃、益腎補元氣之功效。刀豆球蛋白A是一種植物凝血素，可啟動淋巴細胞轉變為淋巴母細胞，但並不產生相應的細胞毒性，可增強人體的免疫作用，還可凝聚癌細胞和各種致癌物質所引起的變形細胞，而對正常細胞無害，從而產生抗腫瘤作用。

近年來因刀豆中血球凝集素對腫瘤細胞有特殊作用而受到重視，實驗也證實，刀豆有效成分對食管鱗癌、胃癌、肝癌、胰腺癌、口腔鱗癌、肺癌、宮頸癌、白血病等多種腫瘤細胞的生長都具有抑制作用。另有實驗表明，刀豆球蛋白A與核糖、腺嘌呤合用有促進缺血後心功能不全恢復的作用；刀豆球蛋白A與化療藥物環磷醯胺交替使用有協同增效的作用；刀豆球蛋白A可促進胰島分泌胰島素。

【相關人群】

消化道腫瘤、口腔鱗癌、肺癌、宮頸癌、白血病等多種腫瘤都適宜食用刀豆，尤其適宜於出現虛寒性呃逆、嘔吐、腹脹的腫瘤患者。化療期間的腫瘤患者食用刀豆可能還會增加化療的療效，並能減輕化療所致胃腸道反應。合併有心臟疾病或糖尿病的患者也適宜食用刀豆。腰部經常酸軟疼痛，且勞累後加重的患者也很適合食用刀豆。

辨證屬胃熱（胃部總感覺熱辣辣的，疼痛，按壓後疼痛加重，想吃一些涼的食物）；或者進食雖多，但很快就感覺到餓；或者口臭，牙齦上火甚至破潰、流血；或者小便量少色黃，大便乾結難解。上述這些患者都不適宜食用刀豆。

【食用注意】

刀豆可煎湯，可煮食。曾有報導，因烹飪溫度不夠、時間過短而食用刀豆發生中毒事件，臨床症狀主要為急性胃腸炎（噁心、腹脹、腹痛、嘔吐），刀豆所含皂素、植物血球凝集素、胰蛋白酶抑制物等為有毒成分，100℃即能破壞，所以炒熟煮透後食用還是比較安全的。呃逆明顯者還可食用橘子、蕎麥、豌豆、茉莉花等具有理氣作用的食物。

甘蔗

　　放療是食管癌患者最主要的治療方式，而放療常造成患者津液虧損及內熱，出現口乾舌燥、咽喉乾燥、唇燥舌紅、放射區燒灼感、心中煩熱口渴、小便不利、大便燥結等症。飲食中應當添加養陰生津類食品，而甘蔗就是很好的選擇。

【功用】

　　甘蔗，味甘，性寒。歸肺、脾、胃經。具有清熱除煩、生津潤燥、助脾和中、止咳化痰、潤腸通便、解酒毒的作用。甘蔗中的鈣、磷、鐵等無機元素的含量較高，其中鐵的含量特別多，居水果之首，故甘蔗素有「補血果」的美稱。現代醫學認為，甘蔗具有預防糖尿病、齒病和防止血脂升高的作用。近年來的科學實驗還證明，甘蔗渣中提取的多糖類對癌瘤有抑制作用，具有抗癌及免疫增強的作用。研究表明，甘蔗中含有的多酚、植物甾醇、甘蔗多糖等成分都具有抗腫瘤作用。文獻報導，臨床上應用甘蔗汁預防化療所致便秘、嘔吐，取得了一定效果。另外，甘蔗汁溫服，能益氣滋陰、養血複脈，對心悸氣短、心律不齊、妊娠水腫等有一定作用。

【相關人群】

　　腫瘤患者出現津液虧損及內熱表現及消化不良、反胃嘔吐等症狀時都可食用甘蔗，有較好的治療效果。食管癌、肺癌、乳腺癌、頭頸

部腫瘤等放療、化療時適宜食用甘蔗預防口乾、便秘、血脂升高等毒副反應。有心悸氣短、心律不齊等心臟疾患的患者飲用溫甘蔗汁有一定作用。飲酒後可飲用甘蔗汁解酒、醒酒。蔗汁本身帶涼，體質虛寒患者不宜多飲，若寒咳（咳痰色白而稀或呈水樣）者誤飲病情有可能加重。有說將甘蔗蒸熟後榨汁可免此弊端，但是否為實仍有待驗證。

【食用注意】

一般的甘蔗可分為兩種，一種皮色深紫近黑的甘蔗，俗稱黑皮蔗，性質偏溫和滋補，適宜體質虛弱，有手腳發涼、拉肚子、大便偏稀甚至呈水樣等虛寒症狀者食用，而有口乾舌燥、嗓子疼、乾咳少痰等內熱表現者則不適宜。另一種為皮色青綠的青皮蔗，俗稱竹蔗，其味甘而性涼，有清熱之功效，常用於解除肺熱和腸胃之熱，可治療津液虧損及內熱症狀。

正是由於甘蔗的品種不同，因此針對不同的病症，應選用不同的甘蔗配合其他食物和藥物來進行食療。如針對有內熱表現者可用竹蔗汁配梨子汁，此汁還能治療肺熱咳嗽（以痰多且痰色黃稠濃濁為其特有表現者）、泌尿系感染。竹蔗加生蓮藕榨汁或配白茅根、荸薺、白蘿蔔、麥冬榨汁也有同效。對於體質較弱或體質虛寒者，如果要利用甘蔗來食療，就應該選擇性味偏溫補的黑皮甘蔗。

食管癌患者食欲不佳時可用蔗汁煮飯，能夠和胃寬中、令人胃口大開；有嘔吐者可配生薑榨汁後溫服；便秘者可配蜂蜜服用；由梨汁、荸薺汁、鮮蘆根汁、麥冬汁、藕汁或甘蔗漿共同組成的「五汁飲」，有滋陰潤肺，消渴除煩的功能，祛火效果顯著，特別適合陰虛內熱表現的患者飲用。

黃鱔

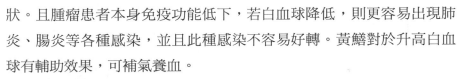

食管癌患者放療或化療期間都會引起白血球減少，出現疲倦乏力、少氣、頭暈等症狀。且腫瘤患者本身免疫功能低下，若白血球降低，則更容易出現肺炎、腸炎等各種感染，並且此種感染不容易好轉。黃鱔對於升高白血球有輔助效果，可補氣養血。

【功用】

黃鱔，味甘，性溫。入肝、脾、腎三經。有補氣養血、溫陽健脾、滋補肝腎、祛風通絡等功效。黃鱔是一種高蛋白質、低脂肪食品，是腫瘤患者優良的營養滋補品。現代醫學研究，黃鱔體內含有兩種能顯著降低血糖的黃鱔素A和B，對糖尿病患者有良好的治療效果，而且兩者同用，血糖高的可降糖，血糖低的可升糖。

黃鱔肉中富含維生素，特別是維生素A的含量多，有助於增進視力。黃鱔脂肪中含有的亞油酸可運轉體內膽固醇，防治動脈硬化症及冠心病；含有的豐富卵磷脂，有助於提高記憶力。黃鱔肉不僅含有DHA，還含有豐富的EPA。國內外學者都指出，這兩種物質具有抑制心血管病和抗癌、消炎的作用，特別指出DHA對人體的保健作用，其作用包括：降低血液中的膽固醇濃度，可預防動脈硬化引起的心血管疾病；使血液不容易凝固；減輕炎症；防止癌症擴散；提高腦的功能，防止大腦衰老；是胎兒發育的必需營養；可防治老年性癡呆。臨床研究證實，黃鱔湯對治療化療所致的白血球減少，有較好效果。

【相關人群】

但凡癌症患者在手術後恢復期、放射治療、藥物化療後出現體虛消瘦、氣血兩虧（疲倦、四肢無力，氣短，講話聲音低微、甚至不想開口講話，頭暈、面色蒼白等）、腎虛腰痛（腰部常酸軟疼痛，勞累後加重）、骨髓抑制皆可食用鱔魚食療。有風濕關節病、耳聾、視力減退、口眼歪斜、高膽固醇、心血管疾病及糖尿病患者，適量食用黃鱔，也有助於控制病情。

鱔魚性溫，對於有虛熱症者以及經常胸悶腹痛的患者要慎用。

【食用注意】

因夏季的黃鱔不僅味美，且滋補功能更趨完備，所以民間就有「小暑黃鱔賽人參」之說。鱔魚體內含有豐富的組胺酸，是其鮮味的主要成分，但鱔魚死後，組胺酸迅速分解成有毒的組胺，所以千萬不要食用死鱔魚。

另外，吃黃鱔一定要注意「熟」，因為其血清中可能含有一些不耐熱的毒素，而且還可能有一些寄生蟲，只有熟透了吃才安全。燉湯更能發揮食療的效果，如果能搭配相應的菜，滋補養生的效果更好。與黃芪、當歸或金針菇等一起食用，具有益氣補血的效果；加入白菜幫子或山藥燉，適用於糖尿病患者；與冬瓜一起燉，有緩解風濕關節病之效；與紅蘿蔔一起吃，可以明目。

梨

食管癌患者大多數會出現吃飯時梗阻不順，感覺口乾舌燥、嗓子疼，心胸煩熱，自覺手心、腳心發熱，或者經常低熱、夜間汗出較多，或者大便乾燥難解等。這是典型的陰虛內熱症，治當清熱養陰生津，而梨正是養陰生津佳品。

【功用】

梨，味甘、微酸，性微寒。具有生津潤燥、清熱化痰、瀉熱止渴、潤肺鎮咳、養血生肌的功效。梨的營養非常豐富，現代醫學研究認為，梨含有豐富的果糖、葡萄糖、蘋果酸、多種維生素及礦物質等。梨可促進胃液分泌，幫助消化，促進食欲，尚有可降低血壓、鎮靜的作用。

在各種梨的品種中，雪梨是營養價值較高的品種之一。由於雪梨含有豐富的糖分和多種維生素，故具有保肝和幫助消化的作用，對於肝炎、肝硬化的患者來說，常吃梨是大有益處的。此外由於梨有潤腸、滑腸的作用，常吃梨可防止便秘。梨含有天門冬素，對保護腎臟有益。含有的維生素B_1、B_2對調節神經系統、增加心臟活力、減輕疲勞有一定作用。

梨含有大量維生素C，對抑制致癌物亞硝胺在胃內的形成有幫助。頭頸部的放射治療常引起口乾舌燥、味覺障礙等熱毒傷陰症狀，多吃梨也很有好處，酸甜多汁的水果常可刺激口腔唾液的分泌。

【相關人群】

凡辨證屬陰虛內熱症的腫瘤患者都可多吃梨以緩解口舌乾燥、咽喉疼痛、消瘦、煩熱、厭食、便秘等症狀。吃梨可防治食管癌患者放療時常出現的津液虧損及內熱症狀，還可改善放化療所導致的食欲不振、便秘、肝腎損害等毒副反應。高血壓患者多吃梨，可緩解血壓升高引起的口渴、頭暈、煩悶、便秘症狀。肺結核患者吃梨，可緩解肺陰虛引起的乾咳、痰稠、咯血、五心煩熱等表現。

梨性偏寒助濕，多吃會傷脾胃，故脾胃虛寒、畏冷食者應少吃。梨含果酸較多，胃酸多者不可多食。梨有利尿作用，夜尿頻者睡前少吃梨。血虛、畏寒、腹瀉、痰多的患者不可多吃梨，並且最好煮熟再吃，以防濕寒症狀加重。梨含糖量高，糖尿病者當慎食。

【食用注意】

生梨可化痰止咳，熟梨更可養陰補液。有咽喉乾燥、乾咳、便秘等陰虛肺熱症狀者可用白梨、白蘿蔔各半煮水喝，酌加冰糖或蜂蜜，若有出血者則再加鮮藕，可有止血作用；還可配合南北杏仁、百合、貝母等同煮飲用。

食管癌放療出現口乾燥咳、聲嘶咽燥、身熱煩渴等時可用梨與荸薺各半，酌加桑葉煮水，或可用梨與菊花煮水，加少量冰糖，煮開放涼後頻頻下嚥服用。歷代醫家將梨汁、荸薺汁、藕汁、蘆根汁、麥冬汁稱為「五汁飲」，涼服或熱服均可，可治療各種熱病、津液不足、酒後煩渴等症。嘔吐、消化不良者，可將丁香放入梨內，用濕紙包後煨熟食。對於出現少尿、腹水者，可酌用梨及西瓜榨汁，經常飲用，有利小便、消腹水的作用。

梨含果酸多，不宜與鹼性藥同用，如氨茶鹼、小蘇打等。梨不應與螃蟹同吃，以防引起腹瀉。

蓮藕

食管癌患者因為病變部位在食管，進食時易引起嘔血、黑便等消化道出血；還有些患者在放療時出現食慾不振、口舌乾燥、放射區局部燒灼感、口臭苔厚等症；有些患者因為氟尿嘧啶、順鉑等化療藥物的使用會出現反胃、噁心、腹瀉等不良反應。食用蓮藕可以很好的改善食管癌患者上述症狀。

【功用】

蓮藕，性平，味甘，無毒。具有清熱生津、補心開胃、涼血散瘀、止渴解救之功效。生藕有消瘀涼血、清熱止渴、開胃之作用。熟藕擅於補脾胃，有養胃滋陰的功效。其節、葉、蒂、花、鬚等都有良好的藥用價值，藕節有止血化瘀的功效，適用的症狀有：咳血、吐血、衄血、尿血、血痢和子宮出血。

新鮮荷葉能解熱清暑，在炎熱的夏季可代替茶來用，預防中暑，它的乾品有升發清陽，散瘀止血的功效，主要用在久瀉、脫肛、吐血、衄血、便血、尿血、月經過多、產後血暈等各種症狀。蓮子的營養很豐富，它是一種高級滋補用品，向來都有「蓮參」之稱，具有健脾止瀉、補腎固精、養心安神的作用，通常用來治療脾虛泄瀉、食慾

不振、久瀉久痢、心腎不交的心悸、虛煩失眠、夢擾頭暈。蓮子心性味苦寒，有清心、安神的作用，常用於熱病神昏譫語、心煩失眠、遺精、吐血等症，現代醫學研究發現蓮子心還有良好的降壓作用。

現代研究表明，蓮藕活性成分具有降脂、降血壓、降血糖、止血、抗炎鎮痛、抗氧化、抗愛滋病、抗腫瘤等作用。藥理研究發現，藕節中含有的鞣質不僅能與蛋白質結合生成不溶於水的大分子沉澱物，從而能在黏膜表面形成保護膜，制止出血，尤其對潰瘍面有明顯的護膜作用，還有健脾止瀉的作用。

蓮藕中提取的樺木酸是抗腫瘤的特效細胞毒素藥。蓮藕可抑制癌細胞分裂、細胞因數表達和癌細胞增殖，具有免疫調節作用。

【相關人群】

食管癌患者放療期間食用蓮藕可防治口乾舌燥、食欲不振等副反應。伴有高血壓、高血脂、高血糖的腫瘤患者也適宜食用蓮藕。食管癌及胃癌患者嘔血、鼻咽癌鼻出血、肺癌咳血、膀胱癌尿血、宮頸癌陰道流血、腸癌便血等各種腫瘤患者出現出血症狀時，都適宜食用蓮藕止血。生藕性偏涼，故脾虛胃寒者、易腹瀉者不宜多食。

【食用注意】

生藕可化瘀涼血、清煩熱、止嘔吐煩渴。而把藕做熟後，其性由涼變溫，雖然失去了清熱的性能，卻對脾胃有益，能養胃滋陰、養血、止瀉。食管癌放療時出現陰傷內熱表現時可榨藕汁飲用，或配合荸薺、蘆根、梨、甘蔗等榨汁，也可加糯米煮粥食用；食欲不振的患者可配合山楂、蘿蔔、生薑汁等開胃。

南瓜

很多食管癌患者有接受放射治療，放療後腫瘤會發生消退以及出現纖維組織增生的現象，使食管壁因喪失彈性而變得僵硬，同時也會使組織的脆性增加，進食時食物或者人體分泌的消化液都會刺激食管黏膜而產生潰瘍。有些食管癌患者還受糖尿病的困擾。針對以上患者，南瓜無疑是食療佳品。

【功用】

南瓜，甘，性溫。歸脾、胃經。具有補中益氣、消炎止痛、解毒殺蟲的功能。現代研究表明，南瓜具有抗腫瘤、降血糖、降血脂及增強免疫等食療價值。

南瓜含有大量的胡蘿蔔素，可以殺死對人體細胞有害的自由基以抗癌防衰老，還能促進分泌一些具有防癌、抗癌作用的細胞素，啟動淋巴細胞對癌細胞的溶解作用。南瓜還能消除致癌物質——亞硝胺的致突變作用，有防癌功效。南瓜多糖及類黃酮類化合物等成分能顯著增強體內巨噬細胞功能，提高機體免疫力，增強抗癌功效。

研究表明，南瓜有效成分能顯著抑制前列腺癌、乳腺癌、肝癌、胃癌、肺癌、胰腺癌、黑色素瘤、宮頸癌等多種腫瘤細胞增殖。南瓜所含果膠可保護胃腸道黏膜不受粗糙食物刺激，促進潰瘍癒合，還具有抑制胃酸分泌過多的功效。另外，南瓜所含成分能促進膽汁分泌，加強胃腸蠕動，幫助食物消化。

大量研究表明，南瓜多糖能促進人體內胰島素的分泌，具有良好

降血糖功能。此外，南瓜含有大量優質油酸，有降低血壓的作用；是高鉀低鈉食品，對預防心血管疾病、治療浮腫有好處。

【相關人群】

食管癌等消化道腫瘤、肺癌、婦科腫瘤、黑色素瘤等各種腫瘤患者都適宜食用南瓜，以增強機體免疫功能並抗癌。藥物治療期間存在肝、腎功能損害的腫瘤患者適宜食用南瓜，可幫助肝、腎功能的恢復，增強肝、腎細胞的再生能力。合併有潰瘍病、糖尿病、高血壓、高血脂、動脈粥樣硬化、腎炎、慢性支氣管炎、支氣管哮喘等疾病的患者也適宜食用南瓜。

中醫學認為，氣滯濕阻者（腹部悶脹或疼痛、食欲差、打嗝等）、胃熱者（感覺胃裡火辣辣的，喜歡進食涼的食物，口臭或口腔潰瘍等）應慎食南瓜。

【食用注意】

食管癌患者可以把南瓜製作成南瓜粉、南瓜汁、南瓜茶、南瓜泥、南瓜粥等食用。因為南瓜瓤含糖量高，若存放時間過長或保管不善，瓜瓤就會無氧酵解產生酒精，使其性質發生改變。人吃後會引起中毒，出現頭暈、嗜睡、全身疲軟等症狀，嚴重的還會上嘔下瀉。

表皮爛了的老南瓜，內含亞硝酸鹽成分，人食後，輕者嘔吐，重者因血液失去載氧功能而導致死亡。所以儘量不要食用久存的南瓜，若吃久存的老南瓜時，要儘量挖去瓜瓤，發現肉質異常、有異味或外皮發爛的南瓜都不要食用，以防中毒。

牛奶

多數食管癌患者會出現吞嚥困難或吞嚥不暢等，因進行性吞嚥困難，會導致食欲不振，攝食減少，營養不良，出現低蛋白、貧血、嚴重水電解質失衡，甚至四肢水腫，體重急劇下降等，影響病情。此時的飲食應以流質及半流質飲食為主，而牛奶就是很好的選擇，且牛奶不僅能補充營養還能促進食欲，能避免因進食困難而造成患者出現營養不良。

【功用】

牛奶，味甘，性平、微寒。入心、肺、胃經。具有補虛損，益肺胃，生津潤腸之功效。現代醫學研究，牛奶中含有豐富的蛋白質、脂肪、乳糖，鈣、磷、鉀、鈉、鎂、鐵等礦物質及幾乎所有已知的維生素等，具有預防骨質疏鬆、降血壓、預防中風、促進大腦發育、鎮靜安神、降低膽固醇、預防膽結石、保護視力等作用。

牛奶不僅能補充身體所需的營養素，且在預防疾病和防癌抗癌方面都是人體的天然屏障。20世紀40年代，日本的研究機構發現，常飲牛奶的人群胃癌發病率最低。最近研究報導，多喝全脂牛奶能抑制多種癌細胞，還能阻斷致癌物在體內發揮作用，特別是牛乳脂肪中含有少量的特種脂肪酸，可預防血癌、乳癌、大腸癌和卵巢癌。我國科研人員從牛奶中提取、分離並純化得到的IM-94具有阻斷腫瘤細胞中特有的脂質成分合成的作用，從而可阻遏癌細胞的生長和發展。此外，牛奶中所含的維生素A、維生素B$_2$等對胃癌和結腸癌都有一定的預防作

用。且牛奶中含有多種能增強人體抗病能力的免疫球蛋白抗體，如 β - 酪蛋白，可增強機體免疫功能，阻止腫瘤細胞增長。另外在優酪乳中還含有一種酶，能有效防止癌症患者因化學療法和放射療法所引起的副作用。

【相關人群】

消化道腫瘤、肺癌、婦科腫瘤、白血病等各種腫瘤患者都可食用牛奶以補充營養、提高免疫力、抗腫瘤。特別是消化道腫瘤，如食管癌、腸癌患者，術後消化道被破壞，基本不能進食，牛奶不僅對消化道黏膜有保護作用，修復已受損的黏膜，且對整個人體的營養供應也是大有益處的。

腫瘤患者化療期間喝牛奶能有效減輕癌症患者在進行化療時所產生的噁心、嘔吐、便秘以及白血球顯著偏低等副作用。頭頸部及胸部腫瘤放療時一旦乾性皮炎出現，即用低溫新鮮牛奶外敷，在放射開始時即堅持每天2~3次飲用低溫新鮮牛奶，對放射性皮炎、口腔炎、食管炎有預防及治療作用。因消化道放療引起食管炎的患者也適宜喝牛奶。

【食用注意】

腫瘤患者可每天早上喝一些優酪乳，能有養胃、增進食慾的作用；晚上喝一些鮮牛奶可幫助睡眠。有些人飲用牛奶後可能會出現腹脹、腹疼、腸道痙攣，甚至嘔吐或腹瀉，牛奶對這些人並非無益，而是由於他們體內缺乏乳糖分解酶，不能對牛乳中的乳糖加以分解利用，這些人稱作乳糖不耐受症患者，此類患者可以喝優酪乳，牛奶經

過發酵之後，不僅易於消化吸收，其營養價值也有了更大的提高。

此外，牛奶不要與奇異果、茶同食。食用富含維生素C的奇異果後馬上喝牛奶或吃其他乳製品，不但影響消化吸收，還會使人出現腹脹、腹痛、腹瀉等不適；牛奶會改變茶葉中某些成分的生物活性，因此茶中加入牛奶很有可能降低茶的抗癌功效。

香菇

食管癌患者普遍存在免疫功能低下，腫瘤本身的消耗及手術、放療、化療等治療手段的損傷，都會造成機體免疫力下降。機體免疫力低下就不能很好的控制腫瘤生長，甚至會擴散、轉移、復發。而香菇是能夠增強機體免疫功能的代表食物。

【功用】

香菇，味甘，性平，歸胃、肝經。有滋補強壯、益氣健胃、預防腫瘤的功效。現代醫學研究，香菇含有多種有效藥用成分，所含麥角甾醇（維生素D原，其含量比一般食物高）被人體吸收後，在光照下能轉變為維生素D，可增強人體的抵抗力，並能促進骨骼和牙齒的生長，預防佝僂病。香菇所含的香菇素可降低血中膽固醇，還可防止血管硬化和降低血壓，對心臟病、高脂血症患者有降脂作用。

香菇中還含有一種誘導機體產生干擾素的雙鏈核糖核酸，有較強

的抗單純皰疹病毒、流感病毒、B肝病毒等各種病毒的作用，可預防病毒引起的各種疾病。通過香菇提取物對實驗動物急、慢性炎症的影響，初步證明其具有一定的抗炎作用。香菇多糖能刺激機體的免疫系統，使免疫功能得到恢復和提高，從而起到防癌、抗癌作用。香菇中還含有1,3-β-葡萄糖苷酶，可阻止癌細胞擴散。研究人員還發現，健康人食用香菇未見提高免疫功能，但在患癌病人免疫功能受抑制時，食用香菇能使免疫功能增加。

　　臨床上通常將香菇多糖免疫調節製劑作為一種輔助療法，與手術、化療、放療等常規療法聯合應用。先用常規療法清掃大量的腫瘤細胞後，再用香菇多糖聯合清除殘存的腫瘤細胞，這樣就可以提高腫瘤綜合治療的效果。

【相關人群】

　　消化道腫瘤、呼吸道腫瘤、婦科腫瘤、白血病、惡性淋巴瘤等各種癌症處於手術、放療、化療、恢復期等各個時期的腫瘤患者，都適宜食用香菇增強機體免疫功能，輔助抗癌，提高腫瘤綜合治療的效果，降低復發、轉移風險。

　　對於膽固醇過高而引起的動脈硬化、冠心病、高血壓，及高脂血症、糖尿病患者，香菇無疑是食療佳品。合併有細菌或病毒感染的腫瘤患者也適宜食用香菇。

【食用注意】

　　香菇可鮮食，或製成耐貯運的乾品，隨時用水泡發食用，可炒、可煮、可燉，或做湯、做粥、做飯吃。也可與其他食物配伍食用，食

管癌吞嚥困難者可配伍烏雞、各種肉、蛋等做湯食用；化療期間配伍蓮藕、白扁豆、冬瓜、鵪鶉蛋、燕窩等健脾開胃之品；放療期間配伍生梨、甘蔗、西瓜、鴨、鱉、蘿蔔等養陰生津類食品。臨床上有食用香菇過敏的報導，過敏體質的患者慎用。

魚鰾

食管癌患者剛確診時若瘤體侵犯血管往往會出現嘔血或大便帶血；接受放療後腫瘤會發生消退及出現纖維組織增生的現象，使食管壁因喪失彈性而變得僵硬，同時也會使組織的脆性增加，此時如果進食粗糙食物也易發生出血。食管癌因進行性吞嚥困難或者放療、化療的副作用，導致多數患者飲食下降，食欲不振，營養不良，會出現貧血。針對此類患者應當止血、補血，而具有「海洋人參」之稱的魚鰾就是養血止血佳品。

【功用】

魚鰾，味甘，性平，養血止血，補腎固精。現代醫學研究表明，用魚鰾配合中藥可治療消化性潰瘍、肺結核、風濕性心臟病、再生障礙性貧血及脈管炎等疾患。魚鰾能增強胃腸道的消化吸收功能，提高食欲，有利於防治食欲不振、厭食、消化不良、腹脹、便秘等症。

魚鰾還能增強肌肉組織的韌性和彈力，增強體力，消除疲勞；又能滋潤皮膚，使皮膚細膩光滑。還能加強腦與神經及內分泌功能，

促進生長發育，維持腺體正常分泌，並可防治智力減退、神經傳導滯緩、反應遲鈍、小兒發育不良、產婦乳汁分泌不足、老年健忘失眠等。還能促使成年男子精囊分泌果糖，為精子提供能量，保護性功能。對陽痿遺精患者有較好的治療作用。

魚鰾中富含的膠原蛋白質和粘多糖能顯著提高機體的免疫功能，抑制腫瘤細胞的生成、轉移。臨床也證明，魚鰾對治療食管癌、胃癌有一定療效。

【相關人群】

食管癌及胃癌嘔血、鼻咽癌鼻出血、肺癌咳血、膀胱癌尿血、宮頸癌陰道流血、腸癌便血等各種腫瘤患者出現出血症狀及其他原因導致的貧血，都適宜食用魚鰾。腫瘤患者放化療期間食用魚鰾有利於防治食欲不振、厭食、消化不良、腹脹、便秘等症，還能夠提高機體免疫功能、抗腫瘤。

【食用注意】

魚鰾在宴席上與燕窩、魚翅齊名，其營養價值還在燕窩、魚翅之上，屬八珍之列。吃前先將魚鰾放在溫水中浸泡，待軟後切成塊狀或條狀，烹飪成各種美食。魚鰾在溫水中浸泡2~3小時就會充分膨脹，久煮而成膠狀液體，俗稱魚鰾羹。目前市場上的魚鰾產品以魚鰾膠為主。魚鰾膠為膠中珍品，與阿膠齊名，既能大補元氣，又能養血、活血、解毒。

🌱 魚鰾食療方：

1.魚鰾酥：魚鰾用油炸酥、壓碎，每次服6g，每日3次。用於食管

癌、胃癌的輔助治療。

2.魚鰾膠羹：魚鰾膠100~150g，放鍋中水煮，文火煎熬，魚鰾膠溶化後成羹，分4~5日食完，食用時加熱溫化。用於各種出血的腫瘤患者。

3.魚鰾湯：魚鰾50g，洗淨放鍋中加適量水熬湯，煮爛後加入少許鹽調味即可食用。化療期內的腫瘤患者可連續食用，對人體康復頗有裨益。

第6章

抗乳腺癌

鮑魚

乳腺癌患者大多體質偏熱，多數會出現口舌發乾，咽喉乾燥，夜間汗出較多，睡眠差且多夢，心胸煩悶，大便乾燥等陰虛症狀，常常伴有月經不規律甚至停經等。有這些表現的患者應該多食具有滋陰清熱功效的食物，而鮑魚正是此中佳品。

【功用】

鮑魚，味甘、鹹，性平，具補虛、滋陰、潤燥、利腸、調經功能，可用於治療月經不調、大便燥結等。其肉質細嫩、味道鮮美，被譽為海味之冠，鮑肉含有豐富的蛋白質，而且氨基酸配比合理，易於人體吸收，是一種營養佳品。鈣、鎂離子含量較豐富，這在維持機體酸鹼平衡、神經肌肉的興奮方面都有著重要作用。鎂是多種酶的輔酶，對於人體酶和核酸的合成以及DNA、RNA的合成和神經傳導都有一定的作用。此外，鮑軟體內還含有鋅、鐵、銅、鉻、錳、釩等人體

必需的微量元素，它們參與體內多種酶的合成，對於增強機體各種免疫力，維持正常的生理代謝有著極其重大的意義。相關研究表明，鮑魚多糖及鮑魚中的粘蛋白都能夠抑制腫瘤細胞的生長繁殖，並增強機體免疫功能。且鮑魚多糖對環磷醯胺等化療藥物有增效減毒作用。

【相關人群】

各種腫瘤患者手術、放療、化療期間及恢復期都可食用鮑魚增強機體免疫功能，輔助抗癌。有陰虛表現的腫瘤患者更適宜。有胸水、腹水患者或者多日嘔吐、腹瀉的患者容易造成電解質失衡，食用鮑魚不僅增強營養，還可補充丟失的電解質。另外，夜尿頻繁、氣虛哮喘、血壓不穩定、精神難以集中者也適宜多吃鮑魚；糖尿病患者也可用鮑魚作輔助治療，但必須配藥同燉才有療效；痛風患者及尿酸高者不宜吃鮑肉，只宜少量喝湯。

【食用注意】

鮑魚具有滋陰補養功效，並是一種補而不燥的海產，吃後沒有牙痛、流鼻血等副作用，多吃也無妨。經常燉食鮑魚或與黑白木耳、金針煮食，可增強體質。

乳腺癌化療期間可搭配核桃、佛手、大棗、粳米、白扁豆等益氣健脾食品；放療期間可搭配枇杷果、白梨、烏梅、蓮藕、香蕉等甘涼滋潤之品；陰虛症狀明顯者還可搭配養陰生津類食品，如生梨、甘蔗、橄欖、蜂蜜、西瓜、鴨、鱉等。

有資料稱，鮑魚忌與魚肉、野豬肉、牛肝同食，供大家參考。

草菇

　　乳腺癌患者普遍有機體免疫功能低下，腫瘤本身的消耗及手術、放療、化療等治療手段的損傷都會造成機體免疫力下降。機體免疫力低下就不能很好的抑制腫瘤生長，甚至會擴散、轉移、復發。而草菇是能增強機體免疫功能的代表食物之一。

【功用】

　　草菇，性寒，味甘、微鹹，具有清熱解毒、補脾益氣、清脂、預防腫瘤等功效。草菇蛋白質含量高，氨基酸組成比較全面，並含有多種維生素和多種具有生理活性的礦物質元素，是提高機體免疫力的佳品。

　　在所有菇類中，草菇維生素C含量最高，能促進人體新陳代謝，提高機體免疫力，有間接抗癌作用；草菇中含有的纖維素抑制腸癌作用已屢見於近年報刊；草菇還含有一種異種蛋白，可在體外消滅癌細胞；它含的含氮浸出物和嘌呤鹼也能抑制癌的生長，因此說草菇是一種抗癌食品。

　　草菇還具有解毒作用，如鉛、砷、苯進入人體時可與其結合，隨小便排出。草菇中含有的麥角甾醇被人體吸收後，在光照下能轉變為維生素D，可增強人體抵抗力，並能促進骨骼生長，預防佝僂病。草菇還能減慢人體對碳水化合物的吸收，是糖尿病患者的上選食品，且常吃草菇，還能降低膽固醇和高血壓；夏天吃它有防暑去熱的作用。

【相關人群】

乳腺癌、消化道腫瘤、呼吸道腫瘤、婦科腫瘤、白血病、惡性淋巴瘤等各種癌症處於手術、放療、化療、恢復期等各個時期的腫瘤患者，都適宜食用草菇增強機體免疫功能，輔助抗癌，提高腫瘤綜合治療的效果，降低復發、轉移風險。草菇也是糖尿病、高膽固醇、高血壓患者的食療佳品。

草菇性寒，平素脾胃虛寒之人不宜多食。

【食用注意】

草菇可炒、溜、燴、燒、釀、蒸等，也可做湯，或作各種葷菜的配料。需注意的是，無論鮮品還是乾品都不宜浸泡時間過長。乳腺癌患者體虛或免疫力低下時可搭配鴨、奇異果、甲魚、核桃、黃鱔、大棗等食用；手術後可搭配山楂、玫瑰花、絲瓜、菠菜、海帶等理氣散結的食品；化療期間配伍蓮藕、白扁豆、冬瓜、鵪鶉蛋、燕窩等健脾開胃之品；放療期間配伍生梨、甘蔗、西瓜、鴨、鱉、蘿蔔等養陰生津類食品。

花椰菜

乳腺癌的發病與體內雌激素水準有關，雌激素水準過高則乳腺癌發病、復發、轉移的危險性便更大。大約75%~80%的乳腺癌患者雌激素受體和孕激素

受體表達陽性，帶有這些受體的乳腺癌細胞會依賴雌激素和（或）孕激素生長。在接受臨床治療的同時，若平時飲食中也能夠食用具有降低雌激素水準、抗乳腺癌的食物，對防治乳腺癌相當有利，而花椰菜正具備這種功效。

【功用】

花椰菜，味甘，性涼。可補腎填精、健腦壯骨、補脾和胃。花椰菜也叫花菜，亦反過來叫菜花，對人體健康甚至疾病治療有諸多有益的作用。一方面，其所含維生素C和胡蘿蔔素能抗氧化，可幫助清除體內的氧自由基，對組織細胞起到保護作用，有利於防病抗衰老。另一方面，其所含維生素K有利於皮膚外傷的治療與癒合。有些人的皮膚一旦受到小小的碰撞就會變得青一塊紫一塊，就是因為體內缺乏維生素K。

常吃花椰菜可增強肝臟的解毒能力，並能提高機體的免疫力，預防感冒和壞血病的發生。花椰菜是很好的類黃酮來源，可防止感染，是非常好的血管清理劑，能夠阻止膽固醇氧化，防止血小板凝結成塊，因而能減少心臟病與中風的危險。常食用花椰菜還會使血管壁的韌性加強，不容易破裂。更可貴的是，花椰菜對癌症具有重要的預防和治療作用，尤其是在防治胃癌、乳腺癌方面效果更好。

患胃癌時，人體血清硒的水準明顯下降，胃液中維生素C的濃度也明顯低於正常人。而花椰菜不但能給人補充一定量的硒和維生素C，同時能提供豐富的胡蘿蔔素，起到防止癌前病變細胞形成的作用，遏制癌腫生長。

據美國營養學家的研究，花椰菜內有一種吲哚氮化合物，有較肯定的降低人體內雌激素水準的作用。花椰菜中的吲哚物質除了可把體內

活性雌激素進行降低處理外，還能通過無活性的雌激素阻止活性雌激素對乳房細胞的刺激作用，起到抗癌、防癌的作用。研究表明，食用花椰菜還可減少食管癌、腸癌、肺癌、胰腺癌、卵巢癌、子宮癌等癌症的發病機率，減緩癌細胞生長，有效抑制病情發展。

【相關人群】

乳腺癌、呼吸道腫瘤、消化道腫瘤、婦科腫瘤等各種癌症患者都適宜食用花椰菜。有出血傾向的腫瘤患者可以常食花椰菜，以使血管壁加厚、加強，且不易破裂。

服用治療藥物期間食用花椰菜可促進肝臟解毒，並有助於預防心血管疾病、高血壓和糖尿病等。

【食用注意】

花椰菜可炒、煮、燉、涼拌、配菜均可，但在家庭烹飪時一定要得法，以防其營養與抗癌有效成分丟失。在烹調時為減少其維生素C和具有抗癌作用的吲哚類化合物質損失，以及防止過於爛熟而失去花椰菜獨有風味，可採用沸水焯後，斷其生味，採取急火快炒，加熱時間不宜過長，調味後迅速出鍋，或烹製成半湯菜，均能保持其營養成分和清香脆嫩的特點。

蓮子

　　乳腺癌患者放化療期間經常會出現食欲下降、噁心嘔吐、腹瀉等胃腸道反應；還有些乳腺癌患者會出現失眠、多夢等症狀；另外，乳腺癌常用化療藥物多柔比星、表柔比星等蒽環類藥物及紫杉醇、多西他賽等紫杉類藥物可導致心臟毒性，尤其配合分子靶向藥物曲妥珠單抗使用時，表現為心衰、心律失常等。蓮子可改善乳腺癌患者的上述症狀。

【功用】

　　蓮子，性平，味甘、澀。入脾、腎、心經。具有清心醒脾、補胃止瀉、安神明目、止瀉固精、滋補元氣等功效。現代藥理研究也證實蓮子有鎮靜、強心、抗衰老、防癌抗癌等多種功效。蓮子是一種富含酚類與糖蛋白的物質，具有抗氧化與抗衰老的作用；研究顯示，蓮子多酚具有抗菌消炎的功效，對大多數的菌種具有抑制作用；蓮子多糖具有較好的增強免疫效果；還有研究表明，在合理攝入人體必需營養素的基礎上，食物中添加蓮子對於 II 型糖尿病控制乏力、多飲、多尿症狀及降低血總膽固醇等有一定的臨床意義。

　　此外，蓮子中還含有氧化黃心樹寧鹼、非結晶形生物鹼N-9、蓮心鹼等成分，具有防癌抗癌、降血壓、強心安神、滋養補虛、止遺澀精等功效；蓮子中的 β-谷甾醇具有鎮靜、強心和抗衰老的功效。

【相關人群】

蓮子是一種各種腫瘤患者皆宜的滋補佳品，尤其適宜於久病體虛、脾虛泄瀉、脾虛失眠、心悸等腫瘤患者食用。癌症患者及放療、化療後食用可防治胃腸道反應及心臟毒性等毒副反應。對於伴有糖尿病、高血壓、高膽固醇等的腫瘤患者，蓮子更是食療佳品。

蓮子多食後易致腹脹痞塞，因此消化不良、腹部滿悶脹滿不適、大便燥結不屬於脾虛而是由於氣機阻滯所引發的症狀，不適於食用蓮子。

【食用注意】

蓮子，嫩可生食，熟食軟糯，可以作羹，也可磨粉煮粥，或搗碎和米煮粥飯食。中醫認為本品生食則養胃清心，熟食則固腎厚腸。故有嘔吐、食欲不振、心跳較快、心慌等症狀的患者適宜生食；有脾虛泄瀉表現者適宜熟食。乳腺癌患者出現心悸者蓮子配伍百合、茯苓等同食；脾虛明顯者宜與薏苡仁、白扁豆、芡實、菱角肉、黨參、白朮、山藥、粳米等同食。

蓮子食療方：

1.蓮子12g，山藥15g，大棗10枚（或雞內金9g），糯米適量，煮粥，加白糖食用。能健脾養胃，適宜乳腺癌患者化療期間脾胃虛弱所致的消化不良、消化呆滯、噁心嘔吐、腹瀉等症。

2.蓮子、百合各50g，瘦豬肉250g，加水，文火煨熟調味服食，適宜乳腺癌患者出現心悸症狀者。

墨魚

有些乳腺癌患者會出現頭暈眼花，腰部膝蓋總感覺酸軟不適，眼睛乾澀，晚上睡覺時夢比較多，咽喉乾燥，大便乾結，月經紊亂或停經。以上都是典型肝腎陰虛的表現，中醫治療當滋補肝腎之陰，而墨魚是滋肝腎、補氣血的佳品。

【功用】

墨魚，亦稱為烏賊，味鹹，性平。入肝、腎經。具有養血、通經、催乳、補脾、益腎、滋陰、調經、止帶之功效。烏賊可說全身是寶，不但味感鮮脆爽口，具有較高的營養價值，而且富有藥用價值。

烏賊是一種高蛋白低脂肪滋補食品，是女性塑造體型和保養肌膚的理想保健食品。日本學者認為，墨魚中某些活性成分可活化腫瘤附近的巨噬細胞，從而增強機體腫瘤細胞的免疫反應，直至消滅腫瘤細胞。烏賊墨由墨囊中的分泌腺合成，在墨囊中儲存，是烏賊遇到天敵時噴出來染黑周圍水域的黑色物質。已有的研究表明，烏賊墨具有抑制腫瘤生長、止血作用、升高白血球、抗菌作用、抗輻射和抗氧化作用等。墨魚殼，即「烏賊板」，學名叫「烏賊骨」，是中醫上常用的藥材，稱「海螵蛸」，是一味制酸、止血、收斂之常用中藥。

【相關人群】

中醫辨證屬陰虛或貧血的腫瘤患者都適宜食用墨魚。腫瘤患者放

療、化療期間食用墨魚可輔助抗癌，還可防治放化療所致的白血球、紅血球減少等骨髓抑制以及放射性損傷等毒副反應。

脾胃虛寒的人應少吃墨魚；高血脂、高膽固醇血症、動脈硬化等心血管病及肝病患者應慎食；患有濕疹、蕁麻疹、痛風、腎臟病、糖尿病、易過敏者等疾病的人忌食。

【食用注意】

食用墨魚的方法有紅燒、爆炒、溜、燉、燴、涼拌、做湯，還可製成墨魚餡餃子和墨魚肉丸子。食用墨魚時乳腺癌患者還可搭配花椰菜、胡蘿蔔、扁豆、山藥、黃魚、海參、龍蝦、香菇、黑木耳等增強機體免疫功能；放化療期間配伍大棗、鴿子、胡蘿蔔、黃豆、銀耳、枸杞子、黃芪等防治骨髓抑制。墨魚的墨汁成分對機體組織沒有任何毒性和副作用，因此可不經提制而直接供食，可用米汁水導服。

墨魚最好不要與蘋果汁、柳橙汁等酸性果汁一起食用，易影響蛋白質的吸收。另有資料稱墨魚與茄子相剋，不能同食。

桑葚

有些乳腺癌患者會出現頭暈眼花，咽喉乾燥，腰膝酸軟，眼睛乾澀，夢多等肝腎陰虛症狀，飲食上應當多食用具有補肝益腎、滋陰功效的食物，如桑葚。

【功用】

桑葚，味甘、酸，性寒。歸心、肝、腎三經。具有補肝益腎、養血生津、滋陰補血、潤腸通便、生津止渴等功效。現代醫學研究表明，桑葚具有增強免疫功能，增強造血功能、抗白血球減少，防止人體動脈硬化、骨骼關節硬化，促進新陳代謝，抗誘變、抗腫瘤，降血糖、降血脂、護肝、抗病毒、抗氧化及延緩衰老和改善性功能等作用。實驗證實，桑葚花色苷提取物無論體外和體內均能顯著抑制乳腺癌細胞的增殖，並促發癌細胞凋亡，具有顯著的抗乳腺癌效應。其抗腫瘤機制涉及抗氧化、抑制腫瘤細胞生長、誘導腫瘤細胞凋亡及抗血管生成等諸多方面。

【相關人群】

各種腫瘤患者，尤其是乳腺癌患者辨證屬肝腎陰虛者都適宜食用桑葚。放化療期間的腫瘤病人食用桑葚不僅能提高機體免疫功能，增強抗癌功效，還可改善口乾、便秘等津傷症狀，可防治貧血、白血球減少以及肝功能損害等治療副作用。伴有糖尿病、高血壓、高血脂、冠心病、神經衰弱等病症的腫瘤患者，食用桑葚具有輔助療效。

「甘令人中滿」，桑葚甘甜，食用過度會令人有飽脹的感覺，影響食欲，故脾胃虛寒、大便稀薄者不宜多吃新鮮桑葚。桑葚雖有降糖功效，但含糖量較高，糖尿病患應少食新鮮桑葚。

桑葚內含有較多的胰蛋白酶抑制物——鞣酸，會影響人體對鐵、鈣、鋅等物質的吸收，另外桑葚中含有的溶血性過敏物質及透明質酸，過量食用後容易發生出血性腸炎，還可能出現鼻出血、頭暈、昏迷等症狀，因此食用桑葚不能貪多，且應在飯後吃。

【食用注意】

桑葚分為黑和白兩大品種，中醫認為黑色入腎，白色入肺，因此，對於腎虛、腰酸腿疼的患者建議多用黑色桑葚，而對於肺氣虛、常咳嗽的患者則宜用白色桑葚。另外，桑葚不宜與海產品同食，因為桑葚含有的鞣酸與食物中的蛋白質或鈣質結合，不僅使海味的營養降低，還會產生不易消化的其他物質，引起腸胃不適。

乳腺癌肝腎陰虛者還可食用枸杞子、甲魚、牡蠣、淡菜、黑芝麻、黃精等；貧血者還可食用胡蘿蔔、葡萄、菠菜、豬蹄、豬肝、阿膠、墨魚等具補血功效的食物。

石榴

乳腺癌患者化療期間可能會出現口燥咽乾或大便次數增多、大便偏稀甚至呈水樣或者便血等症狀；如果化療時使用環磷醯胺還有可能出現尿中帶血；還有些乳腺癌患者化療期間或康復期血糖、血壓偏高。食用石榴能改善乳腺癌患者以上症狀。

【功用】

石榴，性溫，味甘、酸、澀。入肺、腎、大腸經。具有生津止渴、收斂固澀、止瀉止血的功效。實驗證實，石榴的有效成分能抑制乳腺癌、前列腺癌、皮膚癌、結腸癌、肺癌、膀胱癌等腫瘤細胞的增

殖，並促進癌細胞凋亡。其中，石榴發酵汁、果皮和石榴籽油中的多酚能影響內源性雌激素的生物合成障礙，對乳腺癌細胞有體外抗癌作用，有抑制乳腺癌細胞增殖和入侵，促進乳腺癌細胞凋亡的作用。

現代藥理研究表明，石榴有效成分除具有抗腫瘤作用，還具有抗菌、抗愛滋病、促消化、抗胃潰瘍、降血糖、抗動脈粥樣硬化、降血脂、降血壓、免疫調節、改善腦循環等藥理作用。石榴有效成分主要通過抑制腫瘤細胞新生血管形成、誘發細胞凋亡、抑制腫瘤細胞增殖、促進腫瘤細胞分化等途徑發揮抗腫瘤作用。

【相關人群】

乳腺癌、前列腺癌、皮膚癌、結腸癌、肺癌、膀胱癌等腫瘤患者都可食用石榴輔助抗癌。放化療期間的腫瘤患者食用石榴可促消化、治療腹瀉、防治便血、尿血等。伴有細菌感染、高血糖、動脈粥樣硬化、高血脂、高血壓等的腫瘤患者也適宜食用石榴。乳腺癌患者口乾症狀明顯者還可食用杏仁霜、枇杷果、白梨、烏梅、蓮藕、荸薺、甘蔗汁、橙汁、橄欖、楊梅、無花果、羅漢果等甘涼滋潤之品；腹瀉者還可食用蘋果、優酪乳、胡蘿蔔、山藥、藕粉等止瀉的食物；有便血、尿血等出血症狀的患者還可食用烏梅、慈菇、馬蘭頭、薺菜、藕、烏賊等具有止血功效的食物。石榴不適宜便秘者食用。

【食用注意】

石榴含鞣酸較多，如與螃蟹同時食用，不僅會降低蛋白質的營養價值，還會使鞣酸與螃蟹中的鈣質結合成一種不易消化的物質，刺激胃腸，出現腹痛、噁心、嘔吐等症狀。所以石榴不宜與螃蟹等海味食

品同時食用。

　　還有資料顯示，石榴不可與番茄、西瓜、馬鈴薯同食，供大家參考。

絲瓜

　　乳腺癌患者手術前或晚期乳腺癌患者往往會觸摸到乳房腫塊，且腫塊生長速度快，局部疼痛，間或出現紅腫，有的甚至局部潰爛、有臭味；有些患者還伴有發熱，心情煩悶，口乾舌燥，便秘，小便量少色黃等症狀。以上都是典型的熱毒蘊結症表現，飲食上宜食具有清熱解毒功效的食物。而絲瓜具有清熱化痰、涼血解毒的功效。

【功用】

　　絲瓜，味甘，性涼，入肝、胃經。具有清熱解毒、祛風化痰、通經絡、行血脈的功效。絲瓜中維生素C含量較高，可用於抗壞血病及預防各種維生素C缺乏症，還能增白皮膚、防癌抗癌。絲瓜中B族維生素含量高，有利於大腦發育且能防止皮膚老化。絲瓜提取物對乙型腦炎病毒有明顯預防作用，在絲瓜組織培養液中提取到的瀉根醇酸有很強的抗過敏作用。鮮絲瓜可用於治療咳嗽、哮喘、鼻出血、乳腺炎、細菌性痢疾等，可以很好的緩解乳房脹痛。

【相關人群】

辨證屬熱毒蘊結症的腫瘤患者都可食用絲瓜緩解症狀；伴有咳嗽或咳痰、慢性咽喉炎、便血、尿血等症狀的腫瘤患者也適宜食用。

【食用注意】

絲瓜宜嫩瓜熟食，可燴、炒、燒或做羹、做湯等。做湯可配以豆腐、肉片、蝦皮、蝦米、雞蛋之類，以清湯為主，葷素皆宜。也可製成乾貝燴絲瓜、清炒絲瓜、雞腰絲瓜等。乳腺癌患者發熱、腫瘤局部紅腫明顯者，還可食用芹菜、馬齒莧、苦瓜、黃瓜、金銀花等清熱類食品；口乾、便秘等明顯者還可食用木耳、百合、鴨、鱉甲、白梨、烏梅、枇杷果等養陰生津之品；乳房脹痛明顯者還可食用海帶、刀豆、玫瑰花、橘子等理氣散結的食品。絲瓜性寒滑，多食易致泄瀉，不可生食。絲瓜汁水豐富，宜現切現做，以免營養成分隨汁水流走。

竹筍

大多數乳腺癌患者在手術後或化療期間往往會出現食欲下降、厭食油膩、便秘等症狀。另外，大多數的乳腺癌患者會接受內分泌治療，而內分泌藥物可能帶來肝脂質代謝異常、脂肪肝、膽固醇水準增高等不良反應。對於這些人群來說，具有增進食欲、通便、吸附油脂等功效的竹筍無疑是食療佳品。

【功用】

　　竹筍，性寒，味甘。能清熱解渴、化痰益氣、利膈爽胃。未出土即採收的叫冬筍，剛出土便採收的叫春筍，地下莖長出的側芽叫鞭筍。竹筍營養豐富，富含優質蛋白，並且人體必需的八種氨基酸在竹筍中一應俱全。

　　竹筍中的碳水化合物和脂肪相當少，但富含食物纖維，進食後可促進腸管的蠕動和食物的發酵，有助於胃腸的消化和排泄，可防止便秘和腸癌的發生。竹筍中含有能清潔腸道的粗纖維和具有抗癌作用的多糖類物質，可防治大腸癌、乳腺癌，因此被稱為是抗癌保健蔬菜。

　　另外，竹筍能除油膩，經常吃竹筍，進食的油脂就會不斷地被竹筍所吸附，隨著糞便排泄出去，極大程度地降低胃腸黏膜對脂肪的吸收，減少體內脂肪的增加和積蓄，從而達到減肥的目的；並能減少高脂血症類疾病的發生。竹筍對肺熱咳嗽、浮腫、腎炎、動脈硬化、冠心病患者也大有益處，還能預防膽囊炎和胰腺炎的發生、發作和發展。

【相關人群】

　　竹筍有「素食之冠」之稱，腸癌、乳腺癌等各種腫瘤患者都適宜食用，對於有食欲不振、便秘、脂肪肝、血脂高等症狀的腫瘤患者尤其適宜。乳腺癌患者內分泌治療期間食用竹筍不僅能增強抗癌，還可防治不良反應。竹筍對肥胖症、皮脂囊腫、冠心病、高血壓、糖尿病和動脈硬化等患者也有食療作用。

　　由於竹筍性屬寒冷，又含較多的粗纖維和難溶性草酸鈣，所以患嚴重胃潰瘍、胃出血、腎炎、膽結石或泌尿道結石、肝硬化、慢性腸炎、久瀉滑脫的病人不可多食；又因其性寒，故脾虛腹瀉大便偏稀者

也不適宜食用。

【食用注意】

　　竹筍可葷可素，可炒、燒、煮、煨，做法不同，風味各異。乳腺癌患者化療期間可用鮮竹筍與鯽魚燒湯以開胃，對於伴有發熱口乾、小便不利等症狀的患者有清熱利尿的功效；若出現腹瀉可與白米共煮粥食用；有水腫、胸水、腹水的患者可與冬瓜一起煎水喝。還可搭配芹菜、山藥、山楂、燕麥、銀耳、玉米等增強去油膩之功；搭配荸薺、蜂蜜、無花果、香蕉、桑葚等潤腸通便的食物可緩解便秘。

文蛤

　　乳腺癌患者初期可在乳房觸摸到無疼痛性腫塊，質地較硬，邊界不清楚，表面不光滑，腫塊活動度差。中晚期患者可伴有腋窩或其他部位淋巴結腫大，或轉移至胸壁出現皮膚結節。乳腺癌患者常吃文蛤可有縮小腫塊及腫大淋巴結的作用。

【功用】

　　文蛤，味鹹，性平。具有平肝化痰、清肺、軟堅散結、制酸止痛等功能。利用文蛤治療腫瘤的歷史悠久，民間迄今依然流傳著「海蛤治癌」的秘方。近代研究表明：文蛤中含有的蛋白質、多肽、多糖、

核酸、甾醇化合物、牛磺酸等多種有效成分，對淋巴瘤、宮頸癌、黑色素瘤、肺癌、卵巢癌、鼻咽癌、肝癌、胃癌、白血病等多種腫瘤細胞有強烈的抑制作用。

文蛤可通過增強機體抗氧化能力、誘導腫瘤細胞發生凋亡、防止正常細胞突變、抑制腫瘤細胞增殖等發揮抗腫瘤作用。另有報導指出，文蛤提取物對小鼠的體液免疫和細胞免疫具有明顯的增強作用，而將文蛤提取物製成藥片用於臨床，對於增強患者的免疫功能、控制腫瘤患者症狀、延長患者生命起到了一定的作用。另有報導指出，文蛤還具有降糖、降血脂、抗衰老、抗HIV等多種生理功能；多食文蛤還可防治慢性氣管炎、淋巴結核、胃和十二指腸潰瘍等疾病。

【相關人群】

乳腺癌、惡性淋巴瘤、肝癌、宮頸癌等各種腫瘤病人都適宜食用文蛤，可增強患者的免疫功能並輔助抗癌。合併有糖尿病、高膽固醇血症、胃和十二指腸潰瘍等疾病的腫瘤患者也可常食文蛤。

文蛤性平但偏寒，寒性體質者（平時四肢發涼，怕冷，或者食用涼性食物後容易腹痛腹瀉等）不適宜過多食用文蛤。

【食用注意】

文蛤最好食用新鮮的，食用前需要用淡鹽水浸泡吐沙，但市場上一般出售的都是養殖的蛤蜊，不必淡鹽水泡太久，2個小時足夠了。否則，易使膠質流失，肉質變差，會影響口感。

第7章

抗胰腺癌

河蚌

約70%的胰腺癌患者表現為上腹部持續性或間斷性脹痛，常在吃飯後1~2小時後加重，數小時後減輕或緩解。其中胰頭癌疼痛偏於右上腹，胰體、胰尾癌疼痛偏於左上腹，有時在臍周或全腹。胰頭癌初期上腹痛劇烈，可放射至肩胛部；胰腺癌晚期，特別是胰體、胰尾癌，上腹痛常涉及腰背部。河蚌有緩解疼痛的功效，是胰腺癌癌痛患者的食療佳品。

【功用】

河蚌，味甘、鹹，性寒。歸肝、腎經。具有清熱解毒、滋陰涼血、消腫止痛、養肝明目的功效。研究表明，河蚌提取物有直接抑制腫瘤細胞生長的效果，對移植性小鼠腫瘤、肺癌、黑色素瘤、白血病等有較強的抗腫瘤作用。且河蚌提取物有較強的增強細胞免疫及體液免疫的作用，能提高機體免疫功能。另外，河蚌肉有鎮痛消炎作用，可用於癌痛、軟組織挫傷疼痛和膝骨關節病疼痛的治療。臨床發現，

河蚌治療高血壓也有良效。此外，研究發現，河蚌多糖具有體外抗B肝病毒的活性。

【相關人群】

胰腺癌、肝癌、肺癌、黑色素瘤、白血病等各種腫瘤患者都適宜食用河蚌，可增強免疫力、抗腫瘤，尤其是出現癌痛的患者更加適宜。有口渴、發熱、咳黃痰、便秘等熱象表現，以及頭暈、眼花等肝腎陰虛表現的腫瘤患者，適宜食用河蚌以緩解症狀。合併有高血壓或B肝的腫瘤患者也適宜食用。

蚌肉性寒，脾胃虛寒（平時吃得不多，經常肚子脹、肚子疼，用手按壓或用熱水袋捂後肚子會覺得舒服一些；或平時比較怕冷，手腳發涼；或大便偏稀甚至呈水樣、次數偏多。）之人忌食。

【食用注意】

河蚌食用時燒、烹、燉、煮皆可。有報導指出，少數人食用河蚌之後出現噁心、上吐下瀉、腹脹、打嗝等現象，若食用後出現不適者應及時就醫並應慎食。

番茄

部分胰腺癌患者以發熱為首發症狀就診，病程中也會出現口乾口苦或發熱、便秘

等熱象表現；胰腺癌患者還會有消化不良、不想吃飯、噁心嘔吐等症狀。而番茄具有生津止渴、健胃消食的功效，能夠改善以上症狀，適宜胰腺癌患者食用。

【功用】

番茄，味甘，性寒。歸肺、胃經。具有清熱生津、化痰、消積的功效。番茄中含有大量的膠質、果質、橡膠酚和豐富的維生素C及鈣、鐵、磷等成分，是一種可果可蔬的食物。

最新研究顯示，番茄可降低患前列腺癌、胃癌、肺癌、胰腺癌、大腸癌、食管癌、口腔癌、乳腺癌、宮頸癌等數種惡性腫瘤的危險性，甚至可使已存在體內的腫瘤縮小。番茄紅素的抗癌功能在前列腺癌中尤其顯著，因為番茄紅素容易在前列腺細胞中積聚。另外，科學家們強調特別是胰腺癌患者更應該多吃番茄，能增強與癌症抵抗的能力，有證據顯示，後期胰腺癌與番茄紅素有密切關係。研究證明，番茄紅素的抗癌作用機制可能與提高抗氧化酶活力及能促進一些具有防癌、抗癌作用的細胞素的分泌，啟動淋巴細胞對癌細胞的溶解作用等有關。很多擁有豐富臨床經驗的醫生也認為，雖然番茄以及番茄製品不能對所有的癌症有著同樣的抑制作用，但對患者後期惡性腫瘤的生長有著明顯的阻礙效能。

番茄除具有抗癌功效外，還可預防和延緩血管粥樣硬化及預防血栓形成、預防和治療骨質疏鬆、抑制肝臟纖維化並預防保護急性肝損傷、防止或減輕紫外線對皮膚的損傷等作用。

【相關人群】

胰腺癌、前列腺癌、乳腺癌等各種腫瘤患者都適宜食用番茄輔助抗癌。大多數腫瘤患者血液處於高凝狀態，易發生血栓，特別是進行深靜脈穿刺的患者發生血栓的風險更大，這種患者尤其適宜食用番茄。胰腺癌等各種腫瘤患者發生肝轉移或者出現肝損傷時也都適宜食用番茄。容易發生或者已經發生骨轉移的腫瘤患者，以及伴有高血壓、動脈粥樣硬化等心血管疾病的患者，也都適宜食用番茄。

【食用注意】

番茄紅素必須在加熱或有油脂的情況下才能被人體吸收，所以番茄要加熱或用食用油加工後食用。另外不要空腹吃番茄，應在飯後食用，因其中的某些成分很容易與胃酸發生化學反應，凝結成不溶性的塊狀物質，它們有可能堵住胃出口，使胃內壓力升高，引起胃擴張，甚至產生劇烈的疼痛。其次，忌吃未成熟的番茄，因其中含有大量的有毒番茄鹼，吃後會出現頭暈、噁心、嘔吐、乏力等中毒症狀。因為黃瓜中含有的維生素C分解酶會使番茄中的維生素C遭到破壞，所以番茄不要和黃瓜一起吃。

高麗菜

大多數胰腺癌患者都會出現上腹部持續性或間斷性脹痛，或者上腹劇烈疼痛，甚至時常擴及肩胛部、腰背部。另外，多數胰腺癌患者還有消化不良、食

欲不振、噁心嘔吐等消化系統症狀。高麗菜對於胰腺癌患者來說不僅能抗癌，還可緩解疼痛、改善消化系統症狀，是很好的食療佳品。

【功用】

高麗菜，性平、味甘。歸脾、胃經。具有緩急止痛，養胃益脾功效。科學家們經過長期實驗研究發現高麗菜具有如下的特殊療效：

1.防癌抗癌：高麗菜中含有一種硫化合物成分，能夠防止致癌物質在體內活動的作用，能明顯抑制癌細胞增殖與浸潤作用。高麗菜還有啟動人體巨噬細胞提高機體免疫力的功效，對保障癌症患者的生活品質確有奇效。美國研究人員說，每月吃3次以上甘藍或高麗菜，能將患膀胱癌的機率降低40%左右。

2.抗氧化：血管被氧化會導致心肌梗死、腦梗死；遺傳基因被氧化就可能誘發癌變等。有關研究證明，高麗菜具有較強的抗氧化作用，對防止細胞老化、提高人體免疫力、預防動脈硬化等常見病有很好的效果。

3.高麗菜中含有的維生素U有較好的和胃健脾、止疼生肌作用，可提高胃腸內膜上皮抵抗力，加速潰瘍處的癒合，消除炎症。所以對胃潰瘍、十二指腸潰瘍、慢性膽囊炎病人有較好緩解疼痛及促進潰瘍癒合的作用。

4.高麗菜內所含鉀鹽比鈉鹽多，鉀能促進人體心肌活動，阻止體內液體滯留，對防治高血壓很有益處。

5.高麗菜中還含有較多的維生素K，有助於防止血液凝固，增強骨質。

6.高麗菜內含有丙醇二酸，可阻止人體內過剩的碳水化合物轉變為

脂肪，抑制膽固醇在體內的沉積。

7.高麗菜中含有正常造血和代謝過程所需要的葉酸，所以血液病患者宜多吃生高麗菜和菜汁。

【相關人群】

胰腺癌、胃癌、食管癌、膀胱癌、白血病等各種腫瘤患者，都可食用高麗菜抗癌、增強免疫、緩解疼痛、改善食欲等。合併胃腸道黏膜潰瘍、肝膽系統炎症或膽結石、動脈粥樣硬化、心臟局部缺血、糖尿病、肥胖病等的腫瘤患者，都可從食用高麗菜中獲益。另外，對於便秘、脹氣，以及腫瘤手術後胃酸低的病人、腫瘤晚期長期臥床病人、活動量少的人，食用高麗菜可增進食欲與促進消化。

【食用注意】

高麗菜含有粗纖維量多且質硬，胃腸道黏膜潰瘍及出血特別嚴重時，不適宜食用。有腹瀉的患者也不宜多食。

綠豆芽

部分胰腺癌患者會出現上腹部脹滿疼痛，甚至疼痛連及兩側胸脅部，腹脹、腹部痞滿，伴有噁心、嘔吐，口乾口苦卻不想多喝水，或者伴有身體、眼睛、小便發黃，或者發熱，大便不成形，排便不爽快，舌苔發黃且膩。以上

是典型胰腺癌肝膽濕熱症的表現。中醫治療當清利濕熱，而綠豆芽是解熱毒、利濕熱的食療佳品。

【功用】

綠豆芽，味甘、涼，歸胃、三焦經。具有健脾開胃、消食化積、清熱解毒、降血脂、軟化血管等功效。

綠豆本身就是一種很好的降膽固醇食物，而在它發芽過程中，維生素C可達到綠豆原含量的六、七倍之多。大量維生素C可促進膽固醇排泄，防止其在動脈內壁沉積。

綠豆芽的膳食纖維能幫助清除體內垃圾，還可與食物中的膽固醇相結合，並將其轉化為膽酸排出體外，從而降低膽固醇水準。日本科學家發現，食用綠豆芽可治療因缺乏維生素A而引起的夜盲症和缺乏維生素C引起的壞血病等。

綠豆芽中所含葉綠素，能有效分解致癌物質亞硝胺，可預防直腸癌和其他癌變。對長期吸煙者來說，具有很好的防癌作用，而且吸煙造成的有毒廢棄物會對胃產生刺激，葉綠素則能保護胃黏膜，使之免受侵害。綠豆芽有助於促胃腸蠕動，其所含的核黃素還可用來治療口腔潰瘍。另有實驗表明，綠豆芽對細胞膜和DNA損傷有保護作用。

【相關人群】

中醫辨證屬濕熱鬱滯症或出現口乾口苦、口腔潰瘍、小便赤熱、便秘、眼睛腫痛、食欲不振等症狀時的各種腫瘤患者，都適宜食用綠豆芽來改善症狀。血壓偏高或血脂偏高或有冠心病的腫瘤患者可常食綠豆芽；平素多嗜煙酒肥膩者，也可常吃綠豆芽。

綠豆芽性寒，容易損傷胃氣，脾胃虛寒者不宜多吃。

【食用注意】

胰腺癌患者疼痛明顯者，還可食用河蚌、高麗菜、佛手、慈菇、黃瓜等；皮膚、眼睛發黃者還可食用甘薯、茭白、荸薺、泥鰍、蛤蜊、田螺、螺螄、金針等；發熱、口渴等熱象明顯者，還可食用白菜、馬齒莧、西瓜、黃瓜、茭白、綠豆、番茄、菱角、奇異果等具有清熱作用的食物；食欲不好者還可食用杏仁露、藕粉、玉米糊、金橘餅、山楂糕等開胃降逆的食物。

蒟蒻

大多數胰腺癌患者在腹部能夠摸到腫塊，且伴有腹部疼痛，晚期轉移患者疼痛加重；另外，近半數的胰腺癌患者會出現肝及膽囊腫大或化療時也會出現肝損而影響膽固醇代謝。蒟蒻不僅可縮小腫塊，還具有止痛、護肝等功效，非常適合胰腺癌患者食用。

【功用】

蒟蒻，性寒，味辛。具有消腫散結、解毒止痛、美容減肥等功效。現代科學分析證明，蒟蒻具有抑制膳食中過量的膽固醇被人體吸收，和降血脂、降血糖、減肥、調節胃腸道的作用，此外，蒟蒻還有

抑菌抗炎、抗衰老、擴張外周血管、抑制心肌收縮力、抗腫瘤和調節免疫等諸多功效。

　　蒟蒻葡甘聚糖能有效干擾癌細胞的代謝功能，且吸水膨脹後可形成凝膠，進入人體腸道後形成孔徑大小不等的半透膜附著於腸壁，能阻礙包括致癌物質在內的有害物質侵襲，起到防癌抗癌保護層的作用，防治胰腺癌、甲狀腺癌、食管癌、胃賁門癌、結腸癌、淋巴瘤、腮腺癌、鼻咽癌、腦瘤等癌腫。而且，蒟蒻精粉能顯著減少肺癌的發病率，使腫瘤惡變性率降低。最新研究還發現，蒟蒻對白血病的白血球也有抑制作用。另有研究表明，蒟蒻可能是通過增強機體免疫功能來抑制腫瘤的生長，起到抗腫瘤作用。

【相關人群】

　　胰腺癌、惡性淋巴瘤、腸道腫瘤、甲狀腺癌、白血病等各種腫瘤患者都適宜食用蒟蒻增強機體免疫力，輔助抗癌，並能夠緩解疼痛。腫瘤患者發生肝轉移或者化療期間出現肝功能損傷的患者，可食用蒟蒻起到一定的護肝作用。伴有高血脂、心血管病、糖尿病、膽結石的腫瘤患者也適宜食用。

【食用注意】

　　蒟蒻食用前必須經磨粉、蒸煮、漂洗等加工過程脫毒。胰腺癌疼痛者還可食用河蚌、豬肚、高麗菜、馬鈴薯、黑木耳、南瓜等；肝功能損傷的患者還可食用奇異果、泥鰍、桑葚、金針、薊菜、香菇、蘑菇、刀豆等；食欲不振者可食用山楂、檸檬、蔗汁、杏仁露、藕粉、玉米糊、大棗、蓮子糊等；有嘔血或黑便的患者可食用藕、馬蘭頭、

黑木耳、大棗、烏賊、葡萄、胡蘿蔔等以止血養血。

馬蘭頭

多數胰腺癌患者有持續性的或間歇性的低熱；少數胰腺癌患者可以因為腫瘤病變侵犯胃、十二指腸壁而發生嘔血或黑便；晚期腫瘤病人出現腹膜轉移時會出現腹水，血白蛋白過低或者腫瘤局部有壓迫時還會出現水腫。馬蘭頭是有上述症狀表現的胰腺癌患者的食療佳品，可以改善以上症狀。

【功用】

馬蘭頭，味辛，性涼。歸肝、胃、肺經。具有清熱解毒、涼血止血、利尿消腫、抗菌等作用。現代研究表明，馬蘭頭具有抗炎鎮痛、抗癌、延緩衰老、防止動脈硬化、止咳平喘等作用，常食可降低血壓、保護心血管、增強人體免疫力。馬蘭頭含有豐富的維生素，其維生素A的含量超過番茄，維生素C含量超過柑橘類水果，可防癌抗癌。

【相關人群】

胰腺癌出血、肺癌咳血、鼻咽癌出血、胃癌吐血、腸癌便血等各種腫瘤患者有出血表現者，都可食用馬蘭頭涼血止血；有低熱症狀的腫瘤患者也適宜食用馬蘭頭；有胸水、腹水、四肢水腫等表現的腫瘤

患者，及伴有高血壓及動脈硬化的腫瘤患者，也可以常吃馬蘭頭。

　　馬蘭頭性涼，故寒性體質者（四肢偏涼，平時比較怕冷，受涼或進食偏涼的食物後易肚子痛、腹瀉等）不宜食用。

【食用注意】

　　馬蘭頭可涼拌、炒菜、絞汁飲服等，涼拌時可先在沸水中燙一下。胰腺癌患者出現低熱時還可食用芹菜、白菜、馬齒莧、苦瓜、黃瓜、西瓜、甘蔗、河蚌、番茄、菱角等清熱類食物；出現嘔血或便血時還可食用百合、黑木耳、藕、茄子、槐花、馬齒莧、金針、芹菜、魚鰾、墨魚、石榴等止血之品；有胸水、腹水或四肢水腫的患者還可食用茼蒿、薺菜、苜蓿、金針、萵苣、冬瓜、薏苡仁、赤小豆等利水之品。

薜荔果

　　多數胰腺癌患者有持續性的或間歇性的低熱，還有多數患者會有腹痛，並且常常是胰腺癌患者首先出現的症狀；少數胰腺癌患者可以因為腫瘤病變侵犯胃、十二指腸壁而發生嘔血或黑便；約90％的胰頭部癌患者在病程中會出現黃疸；晚期腫瘤病人後期往往都會傷及人的先天之本腎臟，使得體質越來越弱。抗癌食品薜荔果對於胰腺癌患者的以上症狀都有一定的輔助治療作用。

【功用】

薛荔果，性平，味甘酸，歸肝、脾、大腸經。具有祛風利濕、清熱解毒、補腎固精、活血通經、催乳消腫的功效。近代藥理表明，薛荔果中所含的 β-谷甾醇、薛荔果多糖、多種維生素、礦物質等成分都能抗腫瘤和抑制癌細胞生長，對宮頸癌、乳腺癌、大腸癌、食管癌、惡性淋巴瘤等患者尤為適宜。

【相關人群】

胰腺癌等消化道腫瘤、婦科腫瘤、乳腺癌、惡性淋巴瘤等各種腫瘤患者，都適宜食用薛荔果增強抗癌功效。有發熱、疼痛、出血、水腫、腎虛等表現的腫瘤患者，尤其適宜食用薛荔果。

脾胃功能較差者不宜多食，胃及十二指腸潰瘍者忌食。

【食用注意】

薛荔果鮮果切開後煮水服用有一定的止痛功效；胰腺癌體虛的患者可用薛荔果與豬肉或者豬蹄共煮食用，有健脾養血之功效；薛荔涼粉可清熱涼血、生津止渴，改善口乾、發熱等症狀。胰腺癌疼痛者還可食用河蚌、豬肚、高麗菜、蒟蒻、馬鈴薯、黑木耳、南瓜等；出現低熱時還可食用芹菜、白菜、馬齒莧、苦瓜、黃瓜、西瓜、甘蔗、河蚌、番茄、菱角等清熱類食物；出現嘔血或便血時還可食用百合、黑木耳、藕、馬蘭頭、茄子、槐花、馬齒莧、金針、芹菜、魚鰾、墨魚、石榴等止血之品；腎虛患者還可食用枸杞子、黑芝麻、黃精、黑木耳等食品。

餘甘子

　　胰腺癌患者在病程中會有不同程度的各種消化道症狀，最常見的就是食欲不振和消化不良，這可能與腫瘤壓迫使得幫助消化食物的膽汁和胰液等不能進入腸道有關。另外，患者也常會出現噁心、嘔吐與腹脹等症狀。餘甘子具有很好的健胃消食、化氣止嘔功效，不僅可緩解以上症狀，對於出現發熱、出血、口渴等症狀的胰腺癌患者也是食療佳品。

【功用】

　　餘甘子，味甘、酸、澀，性涼。歸肺經、胃經。具有清熱涼血、消食健胃、生津止咳等功效。近年研究結果表明，餘甘子果實提取物不論體內還是體外，均能夠阻斷強致癌物的合成，其阻斷率在90％以上，許多學者認為，餘甘子是目前阻斷亞硝化反應最好的天然食物之一；餘甘子有效成分能夠抑制胰腺癌等多種癌細胞的生長；餘甘子水提物和維生素C合用可降低有害物質對骨髓細胞的全面破壞作用，可以拮抗致癌物質引起的正常細胞惡變，具有防癌作用。

　　研究還證實，餘甘子能夠通過增強NK細胞或K細胞等免疫細胞的活性、促誘人體生成干擾素等來增強機體免疫功能，提高人體抗癌能力。另外，餘甘子能顯著抑制急性炎症的發展，改善和緩解炎性症狀，具有抗菌、抗病毒作用；抑制B肝病毒；降血脂及抗動脈粥樣硬化作用；抗氧化作用；延緩、拮抗衰老進程；防治急性及慢性肝損傷，有保肝作用；保護胃腸道黏膜，抗潰瘍；治療腹瀉等。

【相關人群】

　　各種腫瘤患者都適宜食用餘甘子來增強免疫力，抗腫瘤。出現食欲不振、消化不良、噁心、嘔血、腹瀉等各種消化道症狀，及發熱、口乾等熱盛津傷症狀的腫瘤患者更適宜食用。胰腺癌患者易肝臟轉移，化療期間也易出現肝功能損傷，常食餘甘子可保肝。此外，血脂偏高或動脈粥樣硬化的患者也適宜食用餘甘子。

　　由於餘甘子中酸性成分較多，有反酸、吐酸水、胃部燒灼感等症狀的患者不適宜食用。

【食用注意】

　　餘甘子初食味酸澀，良久乃甘，故名「餘甘子」。餘甘子可食用，也可晾乾後研磨成粉食用。餘甘子鮮果汁可與甘蔗汁、梨汁、藕汁、橙汁、荸薺等同飲，有增強生津止渴功效，適宜於口乾、發熱者飲用。胰腺癌患者消化不良者還可食用猴頭菇、雞胗、豬肚、銀魚、奇異果、草莓、鳳梨等。

烏梅

　　胰腺癌患者因為胰腺的外分泌功能不全，使得很多患者會出現腹瀉，晚期患者甚至會出現脂肪瀉（糞便量及次數增多，典型糞便色淡、臭味重、呈灰白色，含有脂肪且能漂浮於水面）。患者在接受治療時因為吉西他濱、

伊立替康等化療藥物的使用，也可能會出現腹瀉及噁心、嘔吐、食欲不振等消化道副反應。而烏梅是澀腸止瀉、止嘔、增進食欲最常用的食療品之一。

【功用】

烏梅，味酸、澀，性平。歸肝、脾、肺、大腸經。具有斂肺、澀腸、生津、安蛔等功效。現代研究表明，烏梅可抑制肺炎球菌、葡萄球菌、大腸桿菌等多種致病菌的生長；烏梅對蛔蟲有興奮、刺激蛔蟲後退的作用；對膽囊有促進收縮和利膽作用，利於引流膽道的膽汁、減少和防止膽道感染、增加膽汁的分泌等；烏梅還有脫敏作用。

另外，烏梅有增加食欲、促進消化、刺激唾液腺、胃腺分泌消化液的作用，可用於咽乾、口渴及食欲不振的治療；亦有顯著的整腸作用，促進腸蠕動，消除炎症；同時又有收縮腸壁的作用，因而可用於治療腹瀉。烏梅有助腎小管上皮再生，增強腎小管重吸收功能，可改善腎臟血液循環，促進腎臟功能恢復，對血尿、蛋白尿有一定治療作用。

近年來的研究表明，烏梅具有一定的防癌、抗癌作用，主要表現在以下方面：首先有實驗表明，烏梅可明顯抑制人子宮癌細胞的生長，抑制率在90%以上；其次，烏梅能增強機體免疫功能，強化機體抗癌能力；另外也有證據表明，烏梅有抗輻射作用。

【相關人群】

胰腺癌、腸癌、婦科腫瘤等各種腫瘤患者出現腹瀉、便血、尿血、食欲不振、消化不良、嘔吐、虛熱所致咽乾口渴、胃酸缺乏等症狀者，都適宜食用烏梅增強免疫力、抗癌、改善臨床症狀。有細菌感

染或膽道蛔蟲的患者宜食之。

　　烏梅中含鉀多而含鈉較少，因此，因胸水、腹水或四肢水腫而使用排鉀性利尿藥者適宜食用。有感冒高熱、咳痰量多、飲食積滯、氣滯脹痛等實邪者忌服。

【食用注意】

　　烏梅可鮮食，也可煮湯或炒炭後研末沖食。胰腺癌腹瀉者還可食用石榴、蓮子、芡實、浮小麥、莧菜、蘋果等有止瀉作用的食物，以及山藥、白扁豆、薏苡仁、粳米等健脾作用的食物；噁心、嘔吐者還可食用猴頭菇、雞胗、蓴菜、薑、藕、蓮子等食用。

四季豆

　　胰腺癌患者因為腫瘤壓迫使得幫助消化食物的膽汁和胰液等不能進入腸道，病程中會有不同程度的各種消化道症狀，最常見的就是食慾不振和消化不良。晚期惡液質時脾胃虛弱的症狀表現會更明顯。另外，晚期腫瘤病人出現腹膜轉移時會出現腹水，血漿白蛋白過低或者腫瘤局部有壓迫時還會出現水腫。四季豆可改善胰腺癌患者的上述症狀。

【功用】

　　四季豆，味甘淡，性微溫，歸脾、胃經。具有調和臟腑、安養

精神、益氣健脾、消暑化濕和利水消腫的功效。現代藥理研究表明，有效成分可促進糖類和膽固醇代謝，抑制膽固醇吸收，降低血壓和血脂，預防動脈硬化。實驗證實，四季豆中含有的植物凝血素（PHA）能抑制食管癌、肝癌及白血病細胞生長。PHA能使癌細胞發生凝集，從而增加腫瘤對化療藥物治療的敏感性；具有一定的細胞毒作用，可使癌細胞萎縮壞死；還能夠提高巨噬細胞的吞噬功能、誘導產生干擾素等，以增加機體抗腫瘤能力；可刺激骨髓造血功能，保護或提升白血球，從而能防治腫瘤患者因化學治療、放射治療引起的骨髓抑制及白血球減少。四季豆通過多種途徑最終達到消退腫瘤的目的。

【相關人群】

胰腺癌、食管癌、肝癌及白血病等各種腫瘤患者，都可食用四季豆增加機體免疫功能、輔助抗腫瘤。有食欲不振、消化不良、腹瀉、口膩、四肢水腫等辨證屬脾虛濕停症者以及出現胸水、腹水、四肢水腫等症狀的腫瘤患者，都適宜食用四季豆來改善症狀。腫瘤患者放療或化療期間可常吃四季豆，以預防白血球減少、貧血等骨髓抑制，防治便秘，防治血脂、血壓升高等。

食用四季豆時很容易產生大量氣體，表現為屁多，故不宜一次吃太多，也不適宜腹脹者食用。

【食用注意】

四季豆無論單獨清炒，還是和肉類同燉，抑或是焯熟涼拌，都很符合人們的口味。但要注意的是，烹煮時間宜長不宜短，要保證四季豆熟透，否則會發生中毒。中毒者食用後可在數小時或1~2天內引起惡

性嘔吐、腹痛泄瀉，甚至出現溶血等中毒症狀。為預防四季豆中毒，可用沸水焯透或熱油煸，直至變色熟透，方可食用。

　　胰腺癌患者出現腹水或四肢水腫者還可食用茯苓、薺菜、苜蓿、金針、萵苣、冬瓜、鯽魚、赤小豆、薏苡仁等加強利水滲濕作用。胰腺癌患者化療期間還可食用銀耳、紅棗、阿膠、馬齒莧、甲魚、鱔魚、墨魚、鴿子、胡蘿蔔、黃豆、枸杞子、黃芪等，以防治骨髓抑制。

第8章

抗淋巴瘤

海帶

淋巴結腫大是淋巴瘤最常見、最典型的臨床表現，常發生在頸部、腋窩、腹股溝等淺表淋巴結部位，腫大的淋巴結多數沒有疼痛感，用手觸摸表面光滑、飽滿、均勻，質地堅韌。中醫認為惡性淋巴瘤的發生與痰濕內阻有很大關係，部分被稱為「痰核」。而海帶有軟堅散結、消痰利水的作用，因此淋巴瘤患者多吃海帶有一定抗癌食療的功效。

【功用】

海帶，味鹹，性寒，入肝、胃、腎三經，具有軟堅散結、清熱消痰、利尿等功能。近年來研究表明，海帶除了具有大家熟知的治療甲狀腺腫大、頸淋巴結腫大以及梅核氣等功能外，還具有增強機體免疫力、抗腫瘤、降低血壓、強壯心肌、抗動脈粥樣硬化、利尿以及強壯筋骨等多種作用。海帶中的食物纖維可促進腸蠕動，增強消化腺分泌，減少有害物質的滯留和吸收，從而預防直腸癌的發生。

海帶多糖的研究表明，海帶多糖一方面可增強機體的免疫功能；

另一方面對腫瘤細胞有直接殺傷作用，而且它的作用是多靶向、多環節的。海帶中的褐藻酸食後可在胃中形成一層凝膠性保護膜，對胃黏膜有良好的保護作用。日本學者認為：海帶含硫酸多糖，可阻止血液凝固，增強血中脂肪酶活性，起到降血脂的作用。

【相關人群】

惡性淋巴瘤患者以及其他各種腫瘤出現頭頸部、鎖骨上淋巴結轉移的腫瘤患者，平時不妨多吃些海帶，以增強機體免疫力，有抑制腫瘤生長的作用。淋巴結腫大局部壓迫回流受阻而出現頭面部及四肢水腫的患者，食用海帶可消腫。另外，伴有高血壓、糖尿病、高脂血症及動脈粥樣硬化等疾病的腫瘤患者也適宜食用海帶。

海帶性寒，凡中醫辨證屬脾胃虛寒蘊濕者忌食。海帶中含有較多的尿酸，被人體吸收後容易在關節中形成尿酸結晶，使關節炎症狀加重，所以關節炎患者不宜多吃海帶。甲亢病人也不可多食海帶。

【食用注意】

海帶可採取多種吃法，涼拌、炒菜、燉肉均可。需注意的是：

1.海帶內含較多的有毒金屬砷。因此，海帶在食用前應先用清水漂洗，然後再浸泡12~24小時，並要勤換水，這樣才可以放心食用。

2.水泡時間長使水溶性物質喪失，晾曬久造成碘揮發，都不好。

3.海帶不能與豬血一同食用，因兩者搭配在一起會使人便秘。

海帶與香菇、排骨等一同燉煮，常吃可增強患者免疫力。海帶、粳米、綠豆同煮成粥食用，有清熱利水作用，特別適合晚期腫瘤患者，對於減輕患者胸水、腹水以及腳腫等濕症有不錯的效果。

海蜇

淋巴結腫大是淋巴瘤最常見、最典型的臨床表現，常發生在頸部、腋窩、腹股溝等淺表淋巴結部位。淋巴瘤晚期通常還伴有持續發熱、食欲不振等表現。海蜇具有化痰、軟堅散結功效，具有一定縮小腫大淋巴結的作用；還具有清熱作用，能緩解發熱症狀，是惡性淋巴瘤患者的食療佳品。

【功用】

海蜇，味鹹，性平，入肝、腎經。具有清熱解毒、軟堅散結、祛風除濕、消積潤腸等功能。現代藥理研究表明，海蜇膠原蛋白肽具有輔助減低血脂水準和增強抗氧化功能的作用，對防治動脈粥樣硬化有一定的療效。此外，膠原蛋白肽還具有保護胃黏膜、抗潰瘍及增強免疫力等生理功能。另外，海蜇具有類似乙醯膽鹼的作用，因此能夠擴張血管，降低血壓。

【相關人群】

惡性淋巴瘤患者及其他腫瘤出現頭頸部、鎖骨上、腹股溝淋巴結轉移的腫瘤患者，平時不妨多吃些海蜇，增強機體免疫力，縮小腫大淋巴結。放療、化療期間食用海蜇可防治煩熱口渴、大便秘結、消化不良、食欲不振等病症。腫瘤患者出現雙下肢水腫等表現時可食用海蜇減輕症狀。另外，伴有高血壓、高血脂症及動脈粥樣硬化等疾病的腫瘤患者也適宜食用海蜇。

脾胃虛弱者不宜多吃海蜇。

【食用注意】

　　海蜇作為營養菜肴的食法多種多樣，燜、蒸、炒、涼拌及煮湯皆宜。需要注意的是，不能吃未經處理的海蜇，必須先經鹽、白礬反復浸漬處理，使之脫水和去除毒性黏蛋白後方可食用，否則很容易引起嘔吐、腹痛等中毒症狀。

　　海蜇也不宜與含果酸較多的食物同時服，以免造成消化吸收不良，出現腹脹、腹痛等不適症狀。淋巴瘤患者可用海蜇配合牡蠣、荸薺等煮食，有助於縮小腫大淋巴結；發熱者還可食用荸薺、綠花椰、馬齒莧、梨、甘蔗、西瓜、羅漢果、枇杷果等食物。

🌿海蜇食療方：

　　海蜇30g，荸薺15g，蜂蜜適量。將海蜇用溫水泡開、洗淨、切碎；荸薺洗淨、去皮，二者共放鍋內，加水適量以武火煮沸後，改文火再煮一小時，然後加入蜂蜜即可。每日一劑，分3次服食。此方具有養陰清熱、化痰散結的功效，適合伴有發熱、高血壓的淋巴瘤患者食用。

核桃

　　晚期淋巴瘤患者常常出現氣血兩虛、肝腎虧虛等症，表現為全身多處淋巴結腫大，形體消瘦，貧血、面色沒有光華，易疲勞、感覺全身沒力氣，汗出較

多，或者頭暈眼花、耳鳴、睡眠差等。此時，患者應該加強營養，幫助體能恢復，而核桃是補益佳品。

【功用】

核桃，味甘，性溫，入腎、肺、大腸經。有補養氣血、補腎固精、潤肺化痰、溫脾益胃、健腦養神、強筋壯骨、潤腸等功效。現代醫學研究表明，核桃中的磷脂有補腦健腦作用，對大腦神經尤為有益。西班牙一所大學的研究者發現，讓患有高膽固醇的人食用核桃可大幅降低血清膽固醇總量和低密度脂蛋白。

核桃仁含有大量不飽和脂肪酸，如油酸、亞油酸、亞麻酸等，具有防治血栓、降血壓、防止血小板聚集、加速膽固醇排泄、促進卵磷脂合成、抗衰老的特殊功效。精氨酸在人體內有助於蘇氨酸循環，在人體肝臟內將大量的氨合成尿素，再由尿排出以解氨毒，所以精氨酸具有解毒、恢復肝臟功能的特殊生理作用。

核桃仁的鎮咳平喘作用也十分顯著，對慢性支氣管炎和哮喘病患者療效極佳。另外，核桃還有治療腎虛引起的失眠、防便秘、排結石、治療關節炎等作用。眾所周知，核桃嫩枝有抗癌功效，對於肺癌、胃癌、宮頸癌、卵巢癌等有改善症狀、增進食欲、鎮痛補血的功效。而研究人員近日在美國癌症協會的年度會議上稱，常吃核桃可降低患乳腺癌的風險。核桃中所含脂肪酸、抗氧化劑和植物固醇等多種成分，都可預防癌細胞形成，是防癌抗癌食品。

【相關人群】

各種腫瘤患者出現氣血兩虛、肝腎虧虛等症時都可適當食用核桃

補養氣血、補腎益肝。放療、化療期間食用核桃可預防貧血、防治血栓、防便秘、防治膽固醇升高等。已經出現肝功能損傷的患者還可食用核桃幫助恢復肝功能。伴有高血壓、慢性支氣管炎、哮喘、結石、關節炎等疾病的腫瘤患者也可常吃核桃。因核桃性溫、潤腸，故陰虛火旺者、痰熱咳嗽、大便泄瀉者忌食用。

【食用注意】

為提高食療的效果，食用核桃時不宜與濃茶同服。晚期淋巴瘤正虛者還可食用山藥、大棗、栗子、泥鰍、扁豆、糯米、豬肝、桑葚等益氣養血，黃鱔、甲魚、墨魚、枸杞子、牡蠣、淡菜、黑芝麻、黃精等補肝益腎；肝功能損傷的患者還可食用蒟蒻、奇異果、泥鰍、桑葚、金針、薊菜、香菇、蘑菇、刀豆、餘甘子等保肝。

蘆筍

淋巴瘤患者在病程中會出現煩熱口渴、食欲減退、易於疲勞、便秘等表現；接受化療的患者還會出現各種不良反應，如多柔比星會使心率加快、環磷醯胺會引起出血性膀胱炎、大多數化療藥物會引起肝臟毒性等。素有「抗癌明星」之稱的蘆筍，在抗腫瘤的同時，還能夠很好的防治淋巴瘤患者可能出現的上述症狀。

【功用】

蘆筍具有健脾益氣、滋陰潤燥、生津止渴、解毒等功效。現代醫學表明，蘆筍可助消化、增食欲、提高機體免疫能力、克服疲勞、保護肝細胞、降血脂。蘆筍含有蘆丁等豐富的黃酮類化合物，蘆丁是維生素P的重要組成成分，具有心血管系統活性、抗炎鎮痛性、保肝活性等重要的生物學特性。

蘆筍還具有抗腫瘤作用：蘆筍富含一種能防止癌細胞擴散及抑制癌細胞生長的組織蛋白；蘆筍中大量的葉酸、核酸、硒和天門冬醯胺酶，能很好地抑制癌細胞生長，並防止癌細胞擴散，對淋巴瘤、膀胱癌、肺癌、肝癌、胃癌、皮膚癌、宮頸癌、白血病、乳腺癌等多種類型的癌症都有療效；蘆筍提取物能促使癌細胞DNA 雙鏈斷裂；蘆筍所含豐富的維生素C和纖維素，還能刺激腸道蠕動，使腸道內積存的致癌物質儘快排出體外。蘆筍可促進淋巴細胞轉化增殖，對機體免疫功能有一定的調節作用。

【相關人群】

淋巴瘤、膀胱癌、肺癌、白血病等各種腫瘤患者都適宜食用蘆筍輔助治療腫瘤。接受放、化療的惡性腫瘤患者食用蘆筍可顯著增強患者的體質，減輕放、化療的毒副作用，為患者耐受放、化療創造較好的條件。另外，經常食用蘆筍對心臟病、高血壓、心率過速、水腫、膀胱炎、膽結石、排尿困難等各種疾病有一定的療效，而且對尼古丁中毒、神經病、皮炎、結核病等也有食療作用。

【食用注意】

　　蘆筍以嫩莖供食用，吃法有多種，可單獨或佐其他食材炒食，也可用開水焯過後拌成涼菜。需要提示的是：首先，蘆筍中的葉酸很容易被破壞，所以蘆筍不宜高溫烹煮；其次，因為越新鮮的蘆筍其抗癌效果越明顯，所以食用蘆筍要趁「鮮」，烹飪時尤要多注意保存蘆筍尖。

　　有專家說，蘆筍用來防治或輔助治療腫瘤疾患時，應保證每天食用才有效，但每餐不能超過50g。用蘆筍煮湯抗癌效果較好，具體做法是：烹調前先把蘆筍切成段，用清水浸泡20~30分鐘除苦味，等水煮開後，再加入削好的蘆筍，換小火煮15分鐘即可。

淡菜

　　惡性淋巴瘤患者主要的臨床表現是全身多處淋巴結腫大，常在頸部、鎖骨上出現，沒有疼痛感，用手可觸摸到表面光滑、飽滿、均勻、質地堅韌的腫塊，也有些患者的腫塊會出現在腋窩、腹股溝、縱隔、腹膜後、腸系膜等部位。有「海中雞蛋」之稱的淡菜是消散淋巴瘤患者腫大淋巴結的佳品。

【功用】

　　中醫認為，淡菜味甘鹹，性溫。具有補肝腎、益精血、助腎陽、消癭瘤之功效。現代藥理學研究表明，從淡菜中提取到的多種活性成分，具有抗菌、抗病毒、抗炎、抗氧化、抗腫瘤等作用。抗菌肽對大多數細菌都具有較強的抗菌活性，多糖成分具有良好的抗流感病毒活

性。其提取物具有良好的抗炎活性，有可能成為治療關節炎和風濕病的有效藥物，還具有治療哮喘的作用。

有研究發現，淡菜還可用於高血壓病、動脈硬化症的輔助治療，較長時間食用淡菜可使血壓、血脂下降，延緩動脈硬化病情的發展。這與其能夠抑制血小板的凝聚從而抑制血栓的形成，改善心肌氧和營養物質的供應及保護實驗性心肌缺血，改善微循環等有關。而且，淡菜中含有的一種有效成分，兼有抑制膽固醇在肝臟合成和加速排泄膽固醇的獨特作用，從而使體內膽固醇下降。

淡菜的抗腫瘤作用也越來越得到人們的重視，其多糖成分通過刺激機體的各種免疫活性細胞的成熟、分化和增殖，使機體的免疫系統恢復平衡，由機體的本身抵抗力去清除、吞噬癌細胞，從而達到抑制腫瘤生長的目的。也有實驗證實，淡菜有效成分還能夠誘導腫瘤細胞凋亡。

此外，淡菜中富含具有防癌、抗癌作用的微量元素硒。還有資料顯示，淡菜提取物可使荷瘤鼠因近距離照射而下降的免疫指標明顯回升，可明顯增強腫瘤放療的治療效果，而且，該提取物可提高抗氧化酶的活性，減輕活性氧自由基對機體的損傷，從而起到抗腫瘤的作用。

【相關人群】

各種腫瘤患者都可食用淡菜來增強機體免疫功能，輔助抗癌。因淡菜具有補腎陽之功，故中醫辨證屬腎陽虛症的腫瘤患者尤其適宜食用：頭暈眼花，腰部及膝蓋部位酸軟、怕冷，性欲減退，晚上尿量及小便次數增多等。腫瘤患者在放療期間也可食用淡菜來增強抗腫瘤效果。此外，對於高血壓、高血脂症、動脈粥樣硬化、細菌感染、哮

喘、風濕性關節炎等疾病患者，常食淡菜也有較好的食療作用。

淡菜性溫，素體熱盛者（可有脾氣煩躁容易發火、口臭、好發口腔潰瘍、面部容易生痤瘡、大便乾燥等表現）不宜食用本品。

【食用注意】

淡菜是貽貝肉的乾製品，吃法很多，如可將淡菜泡軟後切為碎末，拌餡包餃子、餛飩吃，也可與其他蔬菜一起烹飪成各式菜肴。一般煲湯或煲粥吃是最為方便的，若消化功能不太好，可加入山藥一起煲食。淡菜與山藥、豆腐、枸杞子等一起加工成的淡菜山藥湯特別適合體質虛弱、氣血不足、營養不良的惡性淋巴瘤患者食用。

平菇

惡性淋巴瘤患者普遍存在機體免疫功能低下現象，腫瘤本身的消耗以及手術、放療、化療等治療手段的損傷都會造成機體免疫力下降。機體免疫力低下就不能很好的抑制腫瘤的生長，甚至會擴散、轉移、復發。而平菇是能夠增強機體免疫功能的代表食物之一。

【功用】

平菇，性微溫，味甘平，入肺、脾、腎經。具有逐風驅寒、舒筋活絡、促進腸胃蠕動、提高人體免疫力的功效。近代醫學認為，平菇

含有抗腫瘤細胞的多糖體，對腫瘤細胞有很強的抑制作用，且具有免疫特性。平菇中含有的硒、多糖、萜類化合物、類固醇、核酸等活性物質也都具有抗腫瘤作用。此外，平菇還含側耳毒素和蘑菇核糖酸，經藥理證明有抗病毒的作用，能抑制病毒素的合成和增殖。

平菇含有多種養分及菌糖、甘露醇糖、激素等，可改善人體新陳代謝、增強體質、調節自主神經功能等作用，故可作為體弱病人的營養品。對肝炎、慢性胃炎、胃和十二指腸潰瘍、軟骨病、高血壓等都有療效，對防治尿道結石也有一定效果，對婦女更年期綜合症可起調理作用。平菇還能降低血清膽固醇，抑制血小板聚集，並能防治動脈粥樣硬化；另有逐風散寒、舒筋活絡的作用，可治腰腿疼痛、手足麻木、經絡不通等症。

【相關人群】

惡性淋巴瘤、消化道腫瘤、呼吸道腫瘤、婦科腫瘤、白血病等各種癌症處於手術、放療、化療、恢復期等各個時期的腫瘤患者，都適宜食用平菇來增強機體免疫功能，輔助抗癌，提高腫瘤綜合治療的效果，降低復發、轉移風險。消化系統疾病、心血管疾病、高膽固醇患者也適宜食用平菇。

【食用注意】

平菇可炒、燴、燒等，也可做湯，或作各種葷菜的配料。惡性淋巴瘤患者體虛或免疫力低下時可搭配草菇、香菇、鴨、奇異果、甲魚、核桃、黃鱔、大棗等食用。為增強抗癌功效還可食用海帶、海蜇、蘆筍、牡蠣、泥鰍、荸薺等食物。

葡萄

　　淋巴瘤患者隨著病情的不斷進展往往
會出現氣血兩虛、肝腎虧虛等症，表現為全身
多處淋巴結腫大，形體消瘦，貧血、面色沒有光華，易疲勞、感覺全身
沒力氣，汗出較多，或者頭暈眼花、心跳加快、耳鳴、睡眠差等。因葡
萄具有補益氣血、滋補肝腎功效，可改善淋巴瘤患者的上述症狀。

【功用】

　　葡萄，味甘、微酸，性平，入肺、脾、腎經。有滋補肝腎、補益
氣血、滋陰生津、強筋健骨、通利小便的功效。現代研究發現，葡萄
具有多方面的醫療保健功能：

　　1.抗癌：有資料報導，野葡萄藤有抗癌作用，可用於治療淋巴瘤、
食管癌、乳腺癌等。而實驗證實，葡萄提取物對胃癌等癌細胞的生長也
有顯著抑制作用、長期食用葡萄可有效預防原發性肝癌等。葡萄中含有
的花青素、類黃酮、植物多酚等抗癌物質具有抑制腫瘤細胞增殖、擴
散及抑制腫瘤新生血管形成的作用。另外，葡萄提取物還具有一定的
抗突變作用，可防止正常細胞癌變，有較強的防癌抗癌功能。

　　2.改善心腦血管循環：葡萄中的有效成分有利於保持冠狀動脈的彈
性、能幫助降低血脂、降低血小板黏稠度、抑制血小板凝聚等作用，
具有抗動脈粥樣硬化、預防冠心病、缺血性心臟病、高脂血症、高血
壓的作用。

　　3.抗氧化、抗衰老：葡萄子和葡萄皮中含有抗自由基的活性物質，

對腦老化、皮膚老化及機體衰老有一定的延緩作用。

4.抗病毒、保肝：葡萄中含有的生物活性物質可抗病毒保肝，也可清熱解毒、護肝降酶。

5.其他：葡萄的糖蛋白粗提物，具有使人體正常T細胞增殖的活性，從而能提高機體免疫功能；葡萄還具有抗細菌和真菌作用；對治療筋骨風濕痛、神經衰弱和消除疲勞也有一定療效。

【相關人群】

淋巴瘤、肝癌、胃癌等各種腫瘤患者都適宜食用葡萄，尤其適宜有氣血兩虛或肝腎虧虛等症表現者。腫瘤患者由於腫瘤局部壓迫或者因血白蛋白過低，而出現腹水、四肢水腫、尿少等表現時，可食用葡萄輔助治療。腫瘤患者因肝轉移或者化療藥物導致肝臟損傷時，也適宜食用葡萄來保肝降酶、降血脂、降膽固醇等。有冠心病、腦缺血、高血壓等心腦血管疾病的患者，也可從食用葡萄中獲益。

因葡萄含糖較高，糖尿病患者要謹慎食用。

【食用注意】

葡萄鮮食、乾食均佳，也可加工成葡萄汁飲用。葡萄皮抗瘤效果強於葡萄，葡萄浸泡、洗淨後最好連皮一起吃，葡萄最佳食用時間應是飯前1小時。還需注意的是：吃完葡萄馬上喝水或者與牛奶同食容易引起腹瀉；另外，葡萄與海鮮同食也可能使人出現嘔吐、腹脹、腹痛、腹瀉等症狀，因此，葡萄不要與牛奶、海鮮等一起食用，食用後也不要立即喝水。吃任何食物都應適度，葡萄食用過多也可能導致腹脹、腹瀉等，有專家建議每天食用12顆中等大小的葡萄最為適宜。

海參

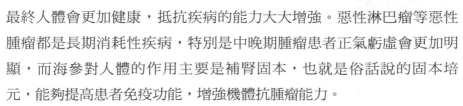

　　從中醫角度講，腎是人體之本，只要人體腎臟強健，各器官經絡都會相應強健，最終人體會更加健康，抵抗疾病的能力大大增強。惡性淋巴瘤等惡性腫瘤都是長期消耗性疾病，特別是中晚期腫瘤患者正氣虧虛會更加明顯，而海參對人體的作用主要是補腎固本，也就是俗話說的固本培元，能夠提高患者免疫功能，增強機體抗腫瘤能力。

【功用】

　　海參味鹹，性溫。入心、腎經。具有補腎益精，養血潤燥，止血消炎，和胃止渴等功效。現代醫學研究表明，海參具有以下作用：

　　1.抗腫瘤：海參活性成分具有顯著的抗腫瘤活性，在腫瘤發生發展及轉移的不同階段起著重要作用。實驗證實其對乳腺癌、肝癌、肺癌、卵巢癌、腎癌、前列腺癌、鼻咽癌、白血病和腸癌等多種腫瘤細胞均有很強的細胞毒性作用。而且，海參糖胺聚糖能抑制與血小板、纖維蛋白黏附、聚集相關的癌栓的形成，而發揮抗腫瘤轉移的作用。

　　2.增強免疫功能：海參能提高機體的免疫功能，改善和增強因腫瘤負荷或使用抗癌藥物引起的機體免疫功能低下狀況。

　　3.抗真菌活性：海參對裂殖酵母菌和白色念珠菌等多種微生物均具有顯著的抗真菌活性功效。

　　4.海參肽具有明顯的抗疲勞功效。

　　5.抗凝血作用，防止血栓形成。

6.降血壓、降血脂：有研究指出海參能使陳舊性心肌梗死和腦血栓恢復期有所改善，因此能夠有降低血壓等功效，也能通過抑制血管收縮來達到降血壓的功能；海參還能有效預防高脂血症和動脈粥樣硬化的形成。

【相關人群】

惡性淋巴瘤、呼吸道腫瘤、消化道腫瘤、婦科腫瘤等各種腫瘤患者在放、化療期間及康復期等各個時期，都適宜食用海參增強免疫功能，以防癌、抗癌、防止復發轉移。海參補益身體的作用甚強，適用於腎虛所致的陽痿、遺精、早洩、頭暈耳鳴、腰酸乏力、大便乾結、小便頻繁以及各種失血造成的貧血等病症，也適宜動脈硬化、高血壓、高血脂等心腦血管疾病及真菌感染、關節炎等患者食用。

高尿酸血症及痛風病人不宜長期食用海參；傷風感冒、身體發熱及腹瀉患者，最好暫時別吃海參；容易對蛋白質過敏的人也不宜多吃海參；脾虛、痰多者也應少用或禁用海參，因海參不易消化，會加重腸胃肝臟負擔。

【食用注意】

海參中含有豐富的蛋白質和鈣等營養成分，而葡萄、柿子、山楂、石榴等水果含有較多的鞣酸，同時食用不僅會導致蛋白質凝固，難以消化吸收，還會出現腹疼、噁心、嘔吐等症狀，因此不要與以上水果同時食用。另外，海參還不宜與甘草同服，也不適於與醋一起食用。

柚子

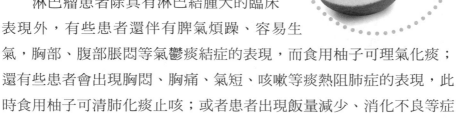

　　淋巴瘤患者除具有淋巴結腫大的臨床表現外，有些患者還伴有脾氣煩躁、容易生氣，胸部、腹部脹悶等氣鬱痰結症的表現，而食用柚子可理氣化痰；還有些患者會出現胸悶、胸痛、氣短、咳嗽等痰熱阻肺症的表現，此時食用柚子可清肺化痰止咳；或者患者出現飯量減少、消化不良等症時，食用柚子有助於健脾消食。

【功用】

　　柚子，味甘酸，性寒，入肺、脾經。具有理氣化痰、潤肺清腸、補血健脾等功效。最新的醫學研究成果也表明：柚子中含有人體所需的豐富營養物質，具有很高的營養保健價值，可促進傷口癒合，對敗血病等有良好的輔助療效。此外，由於柚子可降低血液的黏滯度，減少血栓形成，故而對腦血管疾病，如腦血栓、中風等也有較好的預防作用。而鮮柚肉由於含有類似胰島素的成分，更是糖尿病患者的理想食品。

　　關於柚子抗腫瘤的文獻報導雖然較少，但柚子中確實含有較多的具有抗腫瘤作用的營養成分。如：γ-亞麻酸已被確認對40多種腫瘤細胞有明顯的抑制作用，包括淋巴瘤、乳腺癌、肺癌、皮膚癌、子宮癌、卵巢癌、前列腺癌及胰腺癌等；維生素C、維生素P及胡蘿蔔素等也都具有一定的防癌抗癌作用；檸檬苦素也能抑制乳腺癌、肝癌、膀胱癌等多種腫瘤細胞的生長。另外，有資料顯示，柚子具有一定的抗突變作用，能夠防止正常細胞癌變。

【相關人群】

臨床上有氣鬱痰結症或痰熱阻肺症或消化不良症狀的各種腫瘤患者，都適宜食用柚子。血小板偏高、血沉偏高或為方便治療而行深靜脈穿刺置管術的腫瘤患者，可食用柚子防止血栓形成。柚子也是心腦血管疾病、糖尿病患者的食療佳品。

柚子性寒，脾胃虛寒的人吃了柚子容易腹瀉，故身體虛寒的人不宜多吃。

【食用注意】

醫學專家發現，柚子中含有的一種活性成分可干擾許多藥物的正常代謝，不僅會影響肝臟解毒，還會引起其他不良反應。這種活性成分能使血中藥物濃度增高，進而引起多種不良反應，導致頭昏、噁心、心慌、心動過速、倦怠乏力、低血壓、中風及心臟病發作等。臨床觀察發現，高脂血症病人用一杯柚子汁吞服1片洛伐他汀，結果相當於用一杯水吞服12~15片洛伐他汀（又稱美降脂）的降血脂作用，因此病人極易發生中毒，出現肌肉痛，甚至腎臟疾病。因此，患者服藥期間最好去醫院諮詢醫生或藥師，以瞭解服用此藥物時食用柚子是否安全。不過，為安全起見，建議患者在服用藥物時最好還是暫停食柚為妙。

紫菜

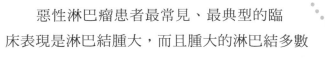

　　惡性淋巴瘤患者最常見、最典型的臨床表現是淋巴結腫大，而且腫大的淋巴結多數沒有疼痛感，常發生在頸部、腋窩、腹股溝等淺表淋巴結部位，用手觸摸表面光滑、飽滿、均勻，質地堅韌。紫菜具有較好的軟堅散結作用，對於淋巴瘤患者可有較好的縮小頸前腫塊的作用，適合惡性淋巴瘤患者食用。

【功用】

　　紫菜，味甘、鹹，性寒，入肺經，具有清涼瀉熱、利水消腫、軟堅、補腎的功能。現代醫學研究表明，紫菜的有效成分具有多種藥理活性：

　　1.抗腫瘤作用：紫菜中發揮抗腫瘤作用的主要成分為藻膽蛋白和紫菜多糖，研究表明，藻膽蛋白對腸癌、乳腺癌、白血病等多種腫瘤細胞都具有顯著的殺傷作用，紫菜多糖能通過增強機體的免疫功能而間接抑制或殺死腫瘤細胞。

　　2.免疫調節作用：紫菜多糖能刺激各種免疫活性細胞如巨噬細胞、NK細胞和B細胞成熟、分化和增殖，並能促進外周血淋巴細胞的轉化，拮抗由環磷醯胺引起的白血球下降，能提高機體免疫功能。

　　3.抗輻射作用：許多研究資料也表明，紫菜多糖及藻膽蛋白有明顯的抗輻射作用，可減少電磁輻射對人體的傷害。

　　4.對心血管系統的影響：主要表現在紫菜具有降血壓、降血脂、降

血糖、抗凝血、抗血栓和增強大鼠心臟的心肌收縮力、減慢心率等方面的作用。

5.抗氧化和抗衰老作用：主要是通過藻膽蛋白和紫菜多糖的清除自由基作用來實現的。

6.其他：紫菜多糖有一定的抗潰瘍活性，還具有抗炎症作用、抗病毒活性。

【相關人群】

惡性淋巴瘤、大腸癌、乳腺癌、血癌等多種腫瘤患者都適宜食用紫菜來增強機體免疫功能，輔助抗癌。接受放射治療的腫瘤患者食用紫菜，可防止正常細胞免受放射線的損傷。高血壓、高血脂症、糖尿病患者也適合食用紫菜來緩解病情。

【食用注意】

紫菜性寒，故平時脾胃虛寒、腹痛腹瀉之人忌食；身體虛弱者食用時最好加些肉類來減低寒性。每次不能食用太多，以免引起腹脹、腹痛。

第9章
抗膀胱癌

冬瓜

　　膀胱癌患者當腫瘤發生在膀胱頸部或瘤體較大、腫塊形成、脫落的癌組織阻塞尿路時可引起排尿困難，或點滴而下，甚至膀胱內積有大量尿液而不能排出。當患者兩側輸尿管受腫瘤侵犯時也會出現尿量減少或無尿。當腫瘤轉移到髂靜脈旁淋巴結時可引起下肢淋巴、靜脈回流受阻而出現下肢腫脹，或者併發腎功能不全時可有下肢凹陷性水腫。冬瓜具有很強的利尿消腫作用，能明顯改善上述症狀。

【功用】

　　冬瓜，味甘、淡，性涼。歸肺、大腸、膀胱經。具有清熱止渴、利水消腫、解毒生津功效。現代營養學認為，冬瓜肉中不含脂肪，含鈉量又低，可促進人體新陳代謝，常食之有利尿、排濕、消水腫、輕身的作用，是腎炎、尿道炎、浮腫患者的理想食療菜蔬。

　　冬瓜中所含的胡蘆巴鹼和丙醇二酸能有效阻止機體中糖類轉化為

脂肪，還能把多餘的脂肪消耗掉，防止脂肪在體內堆積，常食之可減肥，是身體肥胖體態臃腫之人的佐餐佳餚，是保持體型健美的理想菜蔬。冬瓜以其潤澤肌膚、抗衰增白、消腫輕身的作用成為一種安全可靠、價廉簡便、無不良反應的天然美容劑。另據報導，痔瘡患者用冬瓜煎湯後熏洗患處，有消炎止痛的效果。

現代醫學研究表明，冬瓜子中含有的亞油酸、油酸、不飽和脂肪酸等成分，可降低血中膽固醇、甘油三酯，對防治冠心病、動脈硬化、高脂血症都有一定的作用，故可抗老防衰。近年來，日本學者還發現冬瓜子有誘生干擾素的作用，因此能抗病毒、抗腫瘤。

【相關人群】

膀胱癌患者或其他腫瘤患者有排尿困難、尿少、尿滯留等表現的患者，都適宜食用冬瓜。各種腫瘤患者因腫瘤壓迫引起淋巴、靜脈回流受阻或因低白蛋白血症等而出現四肢水腫、胸水、腹水、面部浮腫等表現者也適宜食用冬瓜來利水消腫。

冬瓜性寒涼，對於脾胃虛弱、中寒濕盛、陽氣不足者忌食；因冬瓜利水作用較強，所以陰虛消瘦者不宜食用；因營養不良而致虛腫患者也應慎食冬瓜。

【食用注意】

冬瓜不宜生食，烹調時以燴湯佐餐為佳，清湯原汁為最好，忌用醬油，用之必酸。冬瓜與肉煮湯時冬瓜要後放然後用小火慢燉，這樣可防止冬瓜過熟過爛。冬瓜是一種解熱利尿作用比較理想的瓜菜，連皮一起煮湯效果更加明顯。

苦瓜

　　膀胱癌患者早期常見症狀為沒有疼痛性的、間歇性的全程血尿，當合併感染、出血、壞死或腫瘤出現在膀胱三角區時可引起尿頻、尿急、尿道灼熱疼痛等。有些患者可出現腰背酸軟疼痛、雙下肢浮腫，或者出現心情煩躁、口渴，睡眠差，不想吃飯，進食量少等表現。有上述症狀中醫辨證屬膀胱濕熱症者，平時可選苦瓜這類清熱解暑又利濕的食物食用。

【功用】

　　苦瓜，味苦，性寒。入心、脾、胃、肝、肺經。生者清暑瀉火，滌熱除煩；熟者養血滋肝，潤脾補腎。現代的實驗方法證實，苦瓜具有降血糖、抗病毒、抗癌、抗白血病、抗生育、抗潰瘍、降膽固醇、降壓、抗凝血、抗風濕、抗菌及殺蟲等作用。苦瓜苷能促進胰島素細胞活性，改善胰腺功能，被人們譽為「植物胰島素」，有降血糖的作用，是糖尿病患者的理想食品。

　　苦瓜是不可多得的抗癌食品，對苦瓜提取物進行的體內、體外基礎研究，都證實了苦瓜的抗腫瘤活性，如抗淋巴系白血病、淋巴瘤、絨毛膜癌、黑色素瘤、乳腺癌、皮膚腫瘤、前列腺癌、舌及喉部鱗癌、膀胱癌等。美國科學家們對苦瓜的蛋白質進行研究分析後發現，苦瓜中含有幾種具有明顯抗癌生理活性的蛋白質，這些蛋白質能夠激發體內免疫系統的防禦功能，增強免疫細胞的活性，抑制癌細胞增殖或將其殺死。日本醫學家也用實驗證明了苦瓜中所含的蛋白質對治療

癌症有效。苦瓜種子中含有一種蛋白酶抑制劑，能抑制腫瘤細胞分泌蛋白酶，從而抑制癌細胞的侵襲和轉移。

【相關人群】

膀胱癌、前列腺癌、淋巴瘤、白血病等多種腫瘤患者都適宜食用苦瓜輔助抗癌，尤其適合具有心煩、口渴、口腔潰瘍等熱症的腫瘤患者食用。糖尿病、高血壓病、高脂血症患者也可常吃苦瓜。

苦瓜性寒，脾胃虛寒腹瀉者不要服用。

【食用注意】

苦瓜可涼拌，將苦瓜洗淨剖開去瓤，以涼鹽開水泡洗後切成薄片，加調料品拌勻即成，具有清熱瀉火的作用，適用於有熱症者。苦瓜還可做成苦瓜汁，具有清利濕熱的作用，適用於膀胱濕熱症的患者食用。

綠茶

膀胱癌患者大多數都會出現排尿困難，或點滴而下，甚至膀胱內積有大量尿液而不能排出。有些患者會伴有口乾、口渴、尿道灼熱疼痛等表現。綠茶不僅具有較好的防癌抗癌功效，還能清熱、利尿，可作為膀胱癌患者的飲用佳品。

【功用】

綠茶，苦寒，歸心、肺、胃經，具有提神清心、清熱解暑、消食化痰、去膩減肥、清心除煩、解毒醒酒、生津止渴、降火明目、止痢除濕等藥理作用，對癌症、輻射病、心腦血管等疾病有一定的藥理功效。茶葉具有藥理作用的主要成分是茶多酚、咖啡鹼、脂多糖、茶氨酸等。

喝茶有益健康是眾所周知的常識，中國預防醫學科學院營養與食品衛生研究所的實驗證明，綠茶被人體吸收後，就能部分阻斷有致癌作用的化合物在人體內合成，並使其分解後排出體外，可降低癌的發病率。研究表明，綠茶中的類黃酮、茶多酚等活性成分可通過誘導腫瘤細胞凋亡、影響癌細胞週期、抑制致癌物引起的突變、抑制腫瘤細胞轉移、影響癌細胞信號傳導通路、調節機體免疫功能等藥理作用，發揮抗腫瘤作用。

另外，綠茶提取物還可通過調節胰島素的分泌和與葡萄糖生成相關的酶活性發揮其對糖尿病的有益作用；茶類黃酮對多種細菌、真菌、酵母菌、支原體都有明顯的抑制作用；綠茶提取物具有降低血脂、降血壓，預防和緩解動脈粥樣硬化作用；茶葉還有提高人體綜合免疫能力，促進維生素C吸收，防治壞血病，防齲固齒和清除口臭，對重金屬鹽和生物鹼中毒的緩解作用，防輻射損傷，減輕放療不良反應等一系列作用。

【相關人群】

綠茶為健康飲品，適合各種腫瘤患者飲用，以輔助抗癌、減輕放

化療不良反應。特別是接受放射治療的腫瘤患者飲用綠茶，可減少放射線對正常細胞的損傷。伴有糖尿病、高脂血症、高血壓、心腦血管疾病的腫瘤患者也可從飲用綠茶中獲益。

【食用注意】

腫瘤患者最好不要飲用濃茶，特別是有便秘症的患者更不適宜喝濃茶。另外，飯前飯後不能飲茶，空腹飲茶易刺激和破壞胃壁黏膜，更易引起饑餓感，嚴重者可導致低血糖。需要注意的是，茶葉中的鞣酸能與鐵質結合，阻礙人體對鐵的吸收，容易引起缺鐵性貧血。此外，在喝茶時加入牛奶，那麼茶的保健功效會大打折扣，所以不建議飲茶時加牛奶。

綠豆

膀胱癌患者易發生排尿困難、尿頻、尿急、尿道灼熱疼痛等，或者伴有口舌乾燥、津液耗損的表現。綠豆不僅具有利尿作用，還具有一定的抗菌、清熱解毒功效，能緩解膀胱癌患者出現的上述症狀。

【功用】

綠豆，性涼，味甘，入心、胃經。有清熱解毒、止渴消暑、利尿潤膚的功能。現代藥理研究表明，綠豆具有如下多種藥理活性：

1.綠豆中的某些成分具有直接抗菌、抑菌作用。

2.綠豆可通過減少腸道對膽固醇的吸收，並可通過促進膽固醇異化和在肝臟內阻止膽固醇的生物合成等途徑使血清膽固醇含量降低，發揮降血脂作用，進而明顯減輕冠狀動脈病變。

3.綠豆中富含蛋白質，食用後可保護胃腸黏膜。

4.綠豆蛋白、鞣質和黃酮類化合物可與有機磷農藥、汞、砷、鉛化合物結合形成沉澱物，使之減少或失去毒性，並不易被胃腸道吸收，從而起到解毒作用。

5.綠豆所含有的眾多生物活性物質如香豆素、生物鹼、植物甾醇、皂苷等可增強機體免疫功能，增加吞噬細胞的數量或吞噬功能。

6.綠豆對肺癌、肝癌、白血病細胞等腫瘤細胞有明顯的抑制作用。有研究發現，水溶性綠豆色素具有一定的抗氧化活性，很可能能夠延緩人體細胞的衰老，且對人體肝癌細胞的凋亡具有很高的誘導活性。

【相關人群】

膀胱癌、肝癌、肺癌等各種腫瘤患者都適宜食用綠豆來增強機體免疫功能、輔助抗癌，特別是有口乾、大便乾燥或上火等表現的患者尤其適宜食用。腫瘤患者接受放射治療後，食用綠豆可改善患者口舌乾燥、津液耗損的表現。血脂水準高的患者也適宜食用綠豆。

【食用注意】

綠豆可用於作豆粥、豆飯或發芽作菜。雖然大多數人都可放心喝綠豆湯，沒有太多禁忌，但是體質虛弱的人不要多喝。從中醫的角度看，寒證的人也不要多喝，對於經常感覺手腳發涼的涼性體質者來

說，哪怕就是喝上礦泉水瓶半瓶那麼多，也會加重不適的症狀，比如可能出現腸胃不適，甚至出現便溏，身體也可能有軟弱無力的感覺。另外，由於綠豆有解毒的功效，無論服用中藥或者西藥時，都應該注意，要想喝綠豆湯，要和吃藥間隔1小時以上。

茭白

膀胱癌轉移到髂靜脈旁淋巴結時可引起下肢淋巴、靜脈回流受阻而出現下肢腫脹，或者併發腎功能不全時可有下肢凹陷性水腫。茭白具有利尿、消腫作用，能明顯改善上述症狀。

【功用】

茭白，性味甘、寒，入肝脾二經。有除煩止渴、清熱解毒、通利二便、利尿之功效。茭白甘寒，性滑而利，既能利尿祛水，治療四肢浮腫、小便不利等症，又能清暑解煩而止渴，夏天食用能清暑止渴，可緩解大便乾結、心胸煩熱。

茭白還能解除酒毒，治酒醉不醒。茭白的營養成分豐富，它含蛋白質、脂肪、糖類、維生素B、維生素C，以及鈣、磷、鐵等礦物質，能補充人體的營養物質，具有健壯機體的作用。此外，日本人認為茭白可美容，因為茭白中含的豆甾醇能清除體內活性氧，抑制酪氨酸酶活性，從而阻止黑色素生成，使皮膚潤滑細膩。

【相關人群】

膀胱癌患者或其他腫瘤患者只要有排尿困難、尿少、尿滯留等表現的情況，都適宜食用茭白。各種腫瘤患者因腫瘤壓迫引起淋巴、靜脈回流受阻或因低白蛋白血症等而出現四肢水腫、胸水、腹水、面部浮腫等表現者，也都適宜食用茭白來改善症狀。原發性肝癌或者腫瘤患者出現肝臟轉移時易發生黃疸，食用茭白有助於退黃疸。有口乾、大便燥結等熱毒表現者可常吃茭白。

茭白性寒，不適宜陽痿、遺精者、脾虛胃寒、腹瀉者、腎臟疾病、尿路結石或尿中草酸鹽類結晶較多者食用。

【食用注意】

茭白吃法多樣，既可單獨成菜，也可與各種葷菜搭配製成各種菜肴，無論是蒸、炒、燉、煮、煨皆成美味。茭白裡含草酸較多，禁與含鈣、鎂較多的豆腐同食，以免形成不溶性草酸鈣，影響鈣質的吸收代謝，導致結石疾病。

慈菇

膀胱癌患者常見的早期症狀為沒有疼痛性的血尿，可為間歇性全程或小便結束時血尿，有時甚至夾有血塊。出血量和血尿持續的時間與腫瘤的惡性程

度、大小、範圍和數目有一定關係，病理類型為乳頭狀腫瘤的患者最易出血。而且，膀胱癌患者往往伴有泌尿道感染，而出現尿道灼熱疼痛或者發熱等。具有清熱、涼血止血作用的慈菇，可明顯改善上述症狀，是膀胱癌患者的食療佳品。

【功用】

慈菇，味苦、甘，性微寒，歸肝、肺經，具有涼血止血、止咳通淋、散結解毒、和胃厚腸等功效。慈菇防癌抗癌作用顯著，慈菇含有秋水仙鹼等多種生物鹼，可提高癌細胞中的CAMP水準，抑制癌細胞的有絲分裂，阻止癌細胞增殖。

慈菇解百毒，能解毒消腫、利尿，治療各種無名腫毒，毒蛇咬傷。慈菇含有多種微量元素，具有一定的強心作用。慈菇尤善利濕通淋，善治血淋，對主證為小便澀痛有血、血熱者，尿道灼熱刺痛、血色鮮紅，苔黃、脈數有力者，因其苦寒之性涼血清熱，故對上述病症狀療效很好。

現代藥理研究表明，從慈菇球莖中提取的慈菇蛋白酶抑制劑A、慈菇蛋白酶抑制劑B，對胰蛋白酶、胰凝乳蛋白酶及舒緩激肽釋放酶均有明顯的抑制作用。另外，實驗證實，慈菇多糖可能具有一定的防治糖尿病作用。

【相關人群】

膀胱癌、腎臟腫瘤、前列腺癌等多種腫瘤患者有血尿症狀者，都適宜食用慈菇；宮頸癌患者陰道流血、直腸癌患者便血等各種腫瘤患者有血熱出血表現者，可吃慈菇改善症狀。

【食用注意】

膀胱癌患者有血尿表現者還可食用小薊、藕、馬蘭頭、茄子、黑木耳、槐花等加強止血作用；排尿困難、尿少者還可食用冬瓜、苦瓜、菱白、苜蓿、金針、赤小豆、薏苡仁等加強利尿功效。

苜蓿

血尿、排尿困難是膀胱癌患者常見的臨床表現。患者常出現無疼痛性的血尿，可為間歇性全程或小便結束時血尿，有時甚至夾有血塊。苜蓿具有利尿、涼血的功效，膀胱癌患者食用苜蓿能有效改善上述症狀。

【功用】

苜蓿，味苦、微澀，性涼，歸胃、小腸經。有清熱利尿、涼血通淋的功效。苜蓿中含有皂苷、黃酮、膳食纖維及多糖等多種具有較高藥用價值的活性成分。在民間用苜蓿治療痢疾、黃疸、尿酸性膀胱結石、尿路結石和浮腫等。

現代研究表明，苜蓿有效成分具有較為顯著的抗腫瘤活性，可抑制結腸癌細胞、乳腺癌細胞、直腸癌細胞的增殖，有影響癌細胞週期、誘導癌細胞凋亡、影響癌基因表達等藥理作用。苜蓿皂苷、苜蓿多糖等都有顯著的免疫增強作用，對淋巴細胞有增殖反應，還可促進

免疫器官的發育。苜蓿有效成分可降低人體血液中的膽固醇和甘油三酯，還能通過改善冠狀血管的血液循環而減輕冠心病人的心絞痛。此外，苜蓿提取物具有明顯的消炎、抗黴菌、抗真菌和鎮痛作用。

【相關人群】

膀胱癌、乳腺癌、大腸癌等多種腫瘤患者，都可食用苜蓿來增強免疫功能、輔助抗癌。臨床上出現排尿困難、尿少、血尿、尿道灼熱疼痛、腹水、四肢浮腫、黃疸等症狀的腫瘤患者，都可常吃苜蓿緩解病情。鼻血、牙齦出血、吐血、咯血、子宮出血、大便帶血等各種出血患者食用苜蓿也有益處。血清總膽固醇高的腫瘤患者，食用苜蓿也有很好的食療作用。

【食用注意】

苜蓿可煮食、炒食或打汁後飲用。膀胱癌患者為加強止血作用，還可食用小薊、藕、馬蘭頭、茄子、黑木耳、槐花、慈菇等；排尿困難、尿少者還可食用冬瓜、苦瓜、茭白、苜蓿、金針、赤小豆、薏苡仁等。

薺菜

血尿是膀胱癌患者常見的早期症狀，可間斷性發生，小便時不會感到疼痛，整個小便過程中或者小便結束時出現血色尿液，或者夾有血塊，特別是病理類型為乳頭狀腫瘤的患者更易出血。膀胱癌患者出現血尿時適宜食用具有止血作用的食物，薺菜就是佳品。

【功用】

薺菜，味甘，性涼，歸肝、胃經，具有清熱利水，涼血止血，平肝降壓的功效。現代研究表明，薺菜具有興奮子宮、抗高血壓、抗腫瘤、影響凝血時間、抗炎等藥理作用。薺菜所含的薺酸，對各種出血病有明顯的止血作用。

薺菜含有豐富的膽鹼和乙醯膽鹼，可防止脂肪在肝臟中堆積，降低血液中的膽固醇，對於防治肝硬化、肝炎和動脈粥樣硬化有食療價值，還有助於增強記憶力。薺菜所含的膽鹼、芸香苷、香酮素、育享賓等有降壓作用，靜脈滴注乾薺菜浸液，可使血壓下降到正常水準，國外還用薺菜做原料製出了降血壓的特效藥。薺菜所含麥角克鹼有類似麥角鹼的作用，實驗證實其浸劑對離體腸管、膀胱子宮平滑肌均有明顯收縮作用。薺菜還有延年益壽的作用。

薺菜含有豐富的維生素C和胡蘿蔔素，具有一定的抗癌作用，這兩種物質都是抗氧化劑，能通過清除自由基和過氧化脂質這些人體內的垃圾，而預防因氧化造成的癌症、心臟病、哮喘、白內障等疾患。薺

菜中含有的黃酮類化合物也能使致癌物失去作用，以免正常細胞受其侵襲，且與維生素C相輔相成，互相增強彼此作用，增強抗病毒、抗癌症和抗衰老作用。

【相關人群】

薺菜因其抗癌作用，可作為各種腫瘤患者的食療食品。膀胱癌尿血、鼻咽癌血涕、胃癌吐血、肺癌咯血、子宮癌陰道出血、腸癌大便帶血等各種出血患者，均可食用薺菜起到一定的止血作用。高血壓病、高脂血症、眼睛紅腫疼痛患者食用薺菜也有益處。

薺菜可寬腸通便，故腹瀉患者慎食。體質虛寒者也不宜食用薺菜。

【食用注意】

薺菜不宜久煮，以免軟爛，影響口味。膀胱癌血尿患者還適宜食用淡菜、蚌、慈菇、馬蘭頭、藕、槐花、烏梅等補血、止血。

田螺

膀胱癌患者往往有血尿表現，還會出現排尿困難，或點滴而下，合併有感染時還可能有排尿次數增多、排尿感急迫、尿道灼熱疼痛、腰痛、腰酸，發熱或伴有心情煩躁、口渴等表現。有「盤中明珠」之稱的田螺是清熱利水的食療佳品，很適合膀胱癌患者食用。

【功用】

田螺，味甘、鹹，性寒，入脾、胃、肝、大腸經。具有清熱利水、解毒消癰、鎮靜安神的功效。田螺有很高的營養價值，維生素B$_1$的含量十分豐富，多吃田螺可有效防治因維生素B$_1$缺乏而導致的腳氣病。田螺含有豐富的鈣，且含量驚人，因缺鈣而患有骨質疏鬆症的人宜多吃田螺。

日本學者研究發現，田螺還有鎮靜作用，經常感到精神緊張的人可多吃田螺。另外，田螺對喝生水引起的腹瀉也有效。田螺還含有蛋白質、脂肪、糖、磷及鐵等，有清肝明目、利水通淋作用，可治菌痢水腫、糖尿病及類風濕關節炎等病。

【相關人群】

患者有排便困難、尿少、小便次數增多等症狀者都適宜食用田螺；有胸水、腹水、四肢浮腫等表現者也可常吃田螺。肝功能損傷而出現眼睛發黃、全身皮膚發黃、小便發黃等黃疸症狀者，也適宜食用田螺來改善黃疸。田螺肉性寒，凡脾胃虛寒者不宜多食，過食易令人腹痛泄瀉；癰瘡久潰不斂者，也不宜食用。

【食用注意】

在烹飪螺肉時，要至少煎炒20分鐘以上，以防止痢疾和寄生蟲感染。海螺腦神經分泌的物質會引起食物中毒，食用前需去掉頭部。田螺性寒，食用田螺後如飲冰水或食用冰製品，都可能導致消化不良或腹瀉。此外，田螺不宜與冬瓜、香瓜、木耳及糖類同食，也不宜與中藥蛤蚧、西藥土黴素同服。

西瓜

膀胱癌患者往往合併有感染，而出現發熱、心煩、口乾舌燥、尿道口灼熱感等症狀。膀胱中有大量尿液卻排尿困難、小便量少是很多膀胱癌患者的臨床症狀。西瓜因其具有清熱、利尿作用，特別適合膀胱癌患者食用。

【功用】

西瓜，味甘，性寒，歸心、胃、膀胱經。具有解暑清熱、生津止渴、利尿、解酒去毒等功效。現代藥理研究表明，西瓜具有如下功效：

1.抗腫瘤：據研究，西瓜的番茄紅素含量比番茄高，番茄紅素素有「抗癌素」之稱，是類胡蘿蔔素的一種，具有極強的抗氧化作用，不僅可預防前列腺癌、胃癌、皮膚癌、乳腺癌等癌症和心腦血管疾病，還可延緩衰老、保護容顏。美國哈佛大學研究證實，通過食物攝入大量的番茄紅素可降低前列腺癌和其他癌症的發病率。

2.抗氧化：西瓜提取物具有抗氧化性，可清除自由基，從而有保護細胞的作用。

3.美國科學家研究發現，西瓜中含有大量的瓜氨酸，能夠替代「威而剛」的作用，而且西瓜所含的番茄紅素可增加不育男性的精子數量。

4.西瓜汁中所含的糖、蛋白質和微量鹽，能降低血脂、軟化血管，對心血管病有一定的療效。

5.西瓜汁中所含的蛋白酶，能把不溶性的蛋白質轉化為可溶性蛋白質，從而增加腎炎患者的營養，故西瓜是腎臟病患者的良藥。

6.臨床上將西瓜製備成西瓜霜，具有良好的治療口腔潰瘍作用，西瓜霜聯合其他藥物也可治療非特異性陰道炎。

【相關人群】

膀胱癌、前列腺癌等各種腫瘤患者可食用西瓜以輔助抗癌。腫瘤患者接受放射治療後，常有口舌乾燥、津液耗損的表現，可多吃一些西瓜。腫瘤患者出現胸水、腹水及四肢浮腫等症狀時也可食用西瓜來改善症狀。對於一切熱證、暑熱煩渴、小便不利、咽喉疼痛、口腔發炎等病症患者都可常吃西瓜；對於腎盂腎炎、膀胱炎、尿路感染及高血壓等疾病患者，食用西瓜也有輔助治療作用。

西瓜性寒，中醫辨證屬脾胃虛寒者或兼見大便偏稀腹瀉的病人不宜食用。

【食用注意】

西瓜可直接生吃，也可與其他水果、蔬菜等一切榨汁飲用，瓜屬於生冷之品，不要貪吃。

第10章
抗甲狀腺癌

大豆

甲狀腺癌患者病程中會出現不想吃飯，飯量減少，上腹部總有飽脹感，哪怕吃一點點東西也會使脹滿加重；有些患者會感覺四肢乏力、沒有力氣，體重減輕；還有些患者有大便偏稀甚至呈水樣的表現，特別是病理類型為髓樣癌的甲狀腺癌患者可見水瀉，糞便中含有未消化食物，每日數次至十數次；有些患者還出現面部、四肢水腫。以上都是典型脾氣虛的表現，中醫認為，此時適合食用如大豆一類具有健脾益氣的食物。

【功用】

大豆，味甘、性平，入脾、大腸經。具有健脾寬中、潤燥消水、清熱解毒、益氣的功效。大量研究表明，大豆含有的大豆異黃酮、大豆皂苷等有效成分對乳腺癌、肺癌、肝癌、結腸癌、胃癌、食管癌、宮頸癌、前列腺癌及黑素瘤等多種癌細胞均有明顯的生長抑制或誘導凋亡作用，具有廣泛的抗癌潛力。目前認為大豆有效成分的抗癌機制

主要有如下幾個方面：干擾細胞週期、抑制週期調控蛋白的活性、誘導細胞凋亡、抑制癌細胞轉移、防止正常細胞癌變、影響癌細胞信號傳導通路、調節機體免疫功能等。

　　大豆還可降低血液中膽固醇和甘油三酯的含量，從而抑制動脈粥樣硬塊形成和降低粥樣硬化發生率。大豆可使血糖、血清胰島素和胰島素抵抗指數水平均下降，對代謝綜合症糖脂代謝紊亂的調節有一定療效。此外，研究證實，大豆還具有抗氧化、抗血栓、改善炎症、抑制腎素、神經保護和抗神經退變的作用、預防骨質疏鬆、防輻射、抗病毒及保肝等多種生物活性。

【相關人群】

　　頭頸部腫瘤、呼吸道腫瘤、消化道腫瘤、婦科腫瘤、黑色素瘤等各種腫瘤患者都可食用大豆輔助抗癌，尤其適宜於中醫辨證屬脾氣虛症的患者食用。接受放射治療的腫瘤患者食用大豆，還可保護正常人體細胞免受放射線的損傷。容易發生骨轉移以及肝功能受損的腫瘤患者可常吃大豆。合併有高血脂、高血糖等糖脂代謝紊亂疾病以及心血管疾病的腫瘤患者也適宜食用大豆。

【食用注意】

　　大豆既可做豆漿飲用，也可燉煮後做成各種菜肴食用。大豆生吃有毒，切忌生吃。甲狀腺癌患者有脾氣虛表現時還可食用山藥、薏苡仁、馬鈴薯、茯苓、扁豆、粳米、黃鱔、泥鰍等加強健脾益氣之功。

甲魚

　　甲狀腺癌患者主要臨床表現為頸部前方的腫塊，有些患者還會有心慌、心中惕惕不安，氣短疲倦，心情煩躁，失眠等表現；或容易出汗，眼睛乾澀，口唇、咽喉乾燥，兩面頰部潮紅，手心、腳心發熱等；或者常頭暈眼花，體格偏瘦等。以上是甲狀腺癌患者典型的陰虛內熱症表現。而甲魚既可消散頸部腫塊，又有滋陰清熱功用。

【功用】

　　甲魚肉，味甘，性平。歸肝經。具有滋陰涼血、補益調中、補腎健骨、散結消痞的功效。甲魚富含蛋白質、氨基酸、脂肪、多糖、微量元素和維生素，其滋補、治療功效已為世人所公認。

　　甲魚的背甲、肉、血都可入藥。背甲具有滋陰退燒和軟堅散結的作用，肉能滋陰補虛和祛風通絡，血可治貧血、肝病、氣喘、神經衰弱症，有防治動脈硬化、高血壓、糖尿病和延年益壽等功效。甲魚肉中含有的多不飽和脂肪酸也對預防腦血栓、心肌梗死和心絞痛等心腦血管疾病具有顯著療效。

　　民間普遍認為吃甲魚有防癌、治癌的作用，這個傳說而今已被有關的科學成果所證實，甲魚的確具有抗腫瘤的作用。日本科技消息報導：甲魚中所含的VB17是一種天然抗腫瘤藥物，在人體內被啟動後能抑制人體肝癌細胞的生長。甲魚多糖不僅可提高機體免疫力，而且與化療藥聯用能提高藥效，還可對抗化療藥的骨髓抑制等不良反應。

【相關人群】

　　甲魚可作為晚期腫瘤病人或經過手術後、放療後、化療後身體虛弱患者的滋補、保健食品。甲狀腺癌患者辨證屬陰虛內熱症者食用甲魚可改善症狀。腫瘤晚期病人，身體狀況一般較差，出現惡液質，可食用甲魚以補虛。

　　中醫辨證屬脾胃陽虛的腫瘤患者不宜食用甲魚，表現為吃得不多卻經常感覺肚子脹、肚子疼，用手按壓或用熱水袋捂，肚子會覺得舒服一些；平時怕冷，手腳發涼；大便偏稀、次數偏多等。

【食用注意】

　　甲魚以清蒸為宜，食肉飲汁，營養價值更高。對於陰虛內熱之症，可單用燉食，或配伍淮山藥、枸杞子、芡實、黑木耳、金針等。有報導稱，甲魚不宜與莧菜、雞蛋一起食用。

蘿蔔

　　甲狀腺癌患者主要的臨床表現是頸部前方出現逐漸增大的腫塊，腫塊質地堅硬或者能在腫塊表面摸到結節，頸部感到脹滿疼痛。有些患者還會出現頸部憋脹不適，甚至妨礙呼吸和吞嚥；有些患者會伴有胸悶、歎氣或者胸脅部走竄樣疼痛等症狀。以上都是甲狀腺癌患者氣鬱痰結症的表現，食用蘿蔔可改善以上症狀。

【功用】

　　白蘿蔔，性微涼，味甘、辛。有健胃消食、順氣解鬱、止咳化痰、生津除燥、散瘀解毒、治喘、利尿、醒酒和補虛等功效。白蘿蔔在所有蔬菜中，消除疲勞的效果最為理想，尤其對消除腹脹之氣有很大作用。

　　蘿蔔中所含的大量維生素A、C是保持細胞間質的必要物質，可起抑制癌細胞生長的作用；蘿蔔中白酶類能分解亞硝胺，使致癌物質失去作用；蘿蔔中還含較多的「木質素」，可使人體內巨噬細胞活力提高2~3倍，能把癌細胞逐個吞掉；蘿蔔中的粗纖維，能促進胃腸蠕動，保持大便通暢，預防大腸癌和結腸癌發生。蘿蔔中含有的干擾素誘發劑，具有抗腫瘤抗病毒功能，對食管癌、胃癌、鼻咽癌、宮頸癌等細胞均有顯著的抑制作用。蘿蔔中的芥子油成分，具有促進食欲、幫助消化的功能。

【相關人群】

　　甲狀腺癌、惡性淋巴瘤、食管癌、胃癌、鼻咽癌等各種腫瘤患者都可食用蘿蔔輔助抗癌，有食欲不振、腹脹、容易疲勞表現的惡性腫瘤患者尤其適宜。便秘者以及高血壓、高血脂等患者也可食用蘿蔔。

　　蘿蔔有破氣作用，氣虛血虧者不宜多吃，脾胃虛弱的人也不宜多吃蘿蔔。

【食用注意】

　　蘿蔔的食用方法很多，如燒、炒、燉、拌、作餡、作湯等，還可做成各種蘿蔔製品。因胡蘿蔔含有一種對維生素C的分解酵素，會破壞

白蘿蔔的維生素C，所以白蘿蔔不能與胡蘿蔔混吃；也不要與人參、地黃及橘子、蘋果、梨、葡萄等水果同食。另外，由於蘿蔔中的澱粉酶不耐熱，維生素C怕熱，誘發干擾素的功能在高溫時也會被破壞，所以，食蘿蔔防癌以生吃最好，當生蘿蔔被細嚼慢嚥時，其有效成分才能全部釋放出來，直接接觸體內黏膜細胞而發揮其功能。生蘿蔔每次的食量為100~150g，吃後半小時內不宜食其他食物，以防其有效成分被稀釋，可每日或隔日服食1次，常食有防癌功效。

菱角

　　中醫學認為，大多數甲狀腺癌患者都有脾虛的表現，出現不想吃飯，飯量減少，上腹部總有飽脹感，哪怕吃一點點東西也會使脹滿加重，四肢沒有力氣，體重減輕，大便偏稀甚至呈水樣、四肢浮腫等。菱角具有健脾益氣作用，很適合有上述表現的甲狀腺癌患者食用。

【功用】

　　菱角入腸、胃經。生食，味甘性涼，可清暑解熱、除煩止渴；熟品，味甘性平，能益中氣、健脾胃。從古至今，菱角的藥用及保健功能表現為：

　　1.清暑解熱：常用於夏季中暑、煩躁口渴、傷寒積熱、瘧疾。

　　2.除濕祛風：用於風濕痹痛、腰腿疼痛、周身四肢麻木不仁，全身

泛發性濕疹、風疹等。

3.益氣健脾：用於脾胃虛弱、脘腹脹滿、消化不良、聲音低弱，甚至脫肛等。

4.解酒毒：用於酒後煩渴。

5.抗癌：用於食管癌、乳腺癌、宮頸癌等症的治療。菱角能成為抗癌食物，也是從民間逐漸探索出來的。繼後則有人將菱角用於防治癌症，如用菱角、薏苡仁水煎服，治食管癌；用菱角煎湯內服，防治子宮頸癌、胃癌及其他消化道癌症；還有人用老菱殼曬乾研細末，加蜂蜜，每日沖服治胃癌。現代醫學研究證實，菱角可以通過誘導腫瘤細胞凋亡、影響細胞週期、抗腫瘤細胞轉移、拮抗正常細胞癌變、調節機體免疫功能等途徑發揮抗腫瘤作用，可以抑制肝癌、宮頸癌、胃癌等多種腫瘤細胞生長。

【相關人群】

甲狀腺癌、肝癌、胃癌、宮頸癌、食管癌、乳腺癌等腫瘤患者都適宜食用菱角輔助抗癌，特別適合脾氣虛症的患者食用。臨床出現口乾、咽喉乾燥、發熱、大便乾結等熱象表現者，也適宜食用菱角。

【食用注意】

菱角雖好，食用時要注意不宜過量，注意不宜和豬肉同煮食用，易引起腹痛，也不要與蜂蜜同食，易導致消化不良，出現腹脹、腹痛、腹瀉症狀。脾氣虛的患者宜煮熟吃。用菱肉與薏苡仁同煮粥食用，可加強健脾益氣、抗癌功效；或者把帶殼的菱角切碎後文火煎成糊狀，頻服，也適宜腫瘤患者食用。甲狀腺癌患者脾氣虛者還可食用

山藥、馬鈴薯、茯苓、扁豆、粳米、黃鱔、泥鰍等。

蕪菁

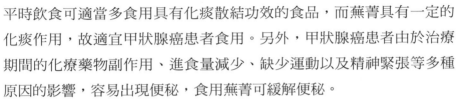

中醫學認為，甲狀腺主要的病理因素是「痰」，痰核凝結於頸部前方而出現腫塊，平時飲食可適當多食用具有化痰散結功效的食品，而蕪菁具有一定的化痰作用，故適宜甲狀腺癌患者食用。另外，甲狀腺癌患者由於治療期間的化療藥物副作用、進食量減少、缺少運動以及精神緊張等多種原因的影響，容易出現便秘，食用蕪菁可緩解便秘。

【功用】

蕪菁味甘、辛，性涼。具有止咳化痰、清神明目、醒酒降火的功效。蕪菁的維生素含量十分豐富，尤其是鮮品榨汁服用後，對胃病有治療作用。其所含的維生素C等營養成分，有止痛生肌的功效，能促進胃與十二指腸潰瘍癒合。

蕪菁含有大量水分和植物纖維，有寬腸通便的作用，可增加胃腸消化功能，促進腸蠕動，防治便秘，排出毒素。蕪菁還含有豐富的維生素E，與維生素C都有增強人體免疫功能的作用。蕪菁中含有的硫代蘿蔔素能促進 II 期酶產生，而保護細胞抵抗多種致癌物；另外，蕪菁中所含微量元素鉬，能抑制亞硝酸胺的合成，因而蕪菁具有一定的防癌抗癌作用。

【相關人群】

　　肺癌、甲狀腺癌、淋巴瘤等多種腫瘤患者都可食用蕪菁輔助化痰，既可是平時我們常說的痰，還可以是中醫學中所謂的「痰」。出現便秘症狀的各種腫瘤患者也都適宜食用蕪菁來改善便秘、輔助抗癌，尤其是化療期間的腫瘤患者可多吃些蕪菁以防治便秘。

【食用注意】

　　蕪菁適宜涼拌、炒食和作湯等，不宜炒得過熟，最好生拌或榨汁食用。甲狀腺癌便秘的患者若伴有疲倦、乏力、感覺沒有力氣排便時可配合山藥、馬鈴薯、豬肚、泥鰍、扁豆等具有補氣作用的食物食用；若伴有口乾、小便量少色黃時可配合香蕉、百合、黑芝麻、鴨肉、松子等具有養陰作用的食物食用。大便帶血的患者可配合胡蘿蔔、葡萄、豬肝、何首烏、烏賊、桑葚等具有補血功效的食物食用。

松蘑

　　甲狀腺癌患者往往頸部前方出現逐漸增大的腫塊，腫塊質地堅硬，局部有脹痛，吞嚥食物時稍有移動或者固定不移。有些患者會出現頸部憋脹不適，妨礙呼吸和吞嚥食物；還有些患者會伴有胸悶、歎氣或者胸脅部走竄樣疼痛。以上是甲狀腺癌患者典型的肝氣鬱結症表現。松蘑具有理氣化

痰功效，可緩解患者症狀。

【功用】

　　松蘑，性平，味甘，歸胃、大腸經。具有益腸胃、止痛和理氣化痰之功效。松蘑是名貴的野生食用菌，不但香味誘人，且營養豐富。松蘑中含有多元醇，可醫治糖尿病；松蘑內的多糖類物質還可抗腫瘤、抑制癌細胞增殖。日本農林水產省食品綜合研究所最近通過實驗證實，松蘑中含有能殺死皮膚癌、子宮癌細胞的蛋白質，而正常細胞幾乎不受損傷。因此，它在健胃、抗癌、治糖尿病方面有輔助治療作用，還有防止過早衰老的功效。

【相關人群】

　　各種腫瘤患者都適宜食用松蘑輔助抗癌，特別是中醫辨證屬肝氣鬱結症的腫瘤患者。腸胃功能不好出現噁心、嘔吐、消化不良、肚子痛、大便偏稀等症狀的腫瘤患者可常吃松蘑健胃。伴有糖尿病的腫瘤患者食用松蘑也有益處。

【食用注意】

　　松蘑最好現買現吃，因為乾製品再經水發後，味道會變差，不如鮮品口感好。甲狀腺癌患者有氣滯表現者還可食用茼蒿、雞胗、柳橙、奇異果、橘子、玫瑰花、茉莉花、柚子等具有理氣作用的食物；腸胃功能不好者還可食用山藥、薏苡仁、蘿蔔、粳米、鱔魚、泥鰍等。

杏

有些甲狀腺癌患者可能本身合併有慢性支氣管炎、哮喘等疾病，或者晚期甲狀腺癌累及氣管時在病程中都可能出現咳嗽、氣喘等症狀。還有些甲狀腺癌患者平素體質偏熱或者腫瘤因素導致出現口乾、口渴少津、咽喉乾燥、大便乾燥等症狀，若腫瘤累及喉返神經時還會出現聲音嘶啞。杏子既可止咳平喘，又可生津止渴、潤腸通便，能夠改善甲狀腺癌患者的上述症狀。

【功用】

杏，味甘而酸，性平，歸肺、大腸經。具有潤肺定喘、生津止渴等功效。杏子營養豐富，民間有「端午吃個杏，到老沒有病」的諺語，說明杏的食療價值。近有研究發現，杏是維生素B_{17}含量最豐富的果品，而維生素B_{17}又是極有效的抗癌物質。杏子中還含有對人體有直接或間接抗癌作用的胡蘿蔔素、維生素C以及鈣、磷、鐵等礦物質。經常食用杏子，能提高人體免疫功能，從而起到抑制細胞癌變的作用。南太平洋島國斐濟是現今世界上唯一沒有癌症病人的國家，當地居民人人愛吃杏，平時以杏子作主食，斐濟成為「無癌國」與當地人以杏為主食是息息相關的。

杏仁分為苦、甜兩種，苦杏仁能止咳平喘、潤腸通便，可治療咳嗽等疾病，而甜杏仁和日常吃的乾果大杏仁偏於滋潤，有一定的補肺作用。杏仁比杏子具有更高的營養價值和更廣泛的藥用價值，其所含

的蛋白質、脂肪酸、微量元素及維生素均比杏肉多，不失為藥食兩用之佳品。杏仁能夠抑制呼吸中樞，而具有止咳平喘的作用，又能驅殺蛔蟲、蟯蟲、鉤蟲，對傷寒、副傷寒桿菌有抑制作用。杏仁中含有的維生素C和多酚類成分不但能降低人體內膽固醇的含量，還能顯著降低心臟病和很多慢性病的發病危險性。苦杏仁中含有的苦杏仁苷，進入人體後可被分解產生一種天然的抗癌活性物質氫氰酸。我國民間有用苦杏仁苷、或用杏仁糯米粥、杏仁茶來治療腸癌、肺癌、食管癌等腫瘤，取得了較好的療效。

【相關人群】

甲狀腺癌、食管癌、直腸癌、肺癌、鼻咽癌、白血病等多種腫瘤患者都適宜食用杏子或杏仁輔助抗癌，有咳嗽、氣喘、口渴津少、大便燥結等症狀表現者更加適宜食用。高脂血症的患者也可適量食用杏仁。

【食用注意】

杏可以生食，一次不宜進食過多以免上火，體質偏熱者忌食，尤其需要注意的是中醫辨證屬實熱便秘者也忌用。甜杏仁可作為休閒小吃，也可做涼菜用；苦杏仁一般用來入藥，並有小毒。杏仁含有脂肪油，有滑腸作用，故大便偏稀的患者忌用。苦杏仁苷被分解產生的氫氰酸雖是抗癌物質，大量食用也可引起中毒，嚴重者會導致呼吸麻痺，甚至死亡，故不可過量食用杏仁。

山楂

　　甲狀腺癌患者主要的臨床表現是頸前逐漸增大的腫塊，按壓感覺較硬或腫塊表面有結節。有些患者按壓腫塊有刺痛感或者頸部兩側還能摸到許多大小不等的結節，舌頭上有深紫色瘀斑或瘀點，或伴有胸悶、食欲差等表現。中醫認為，出現上述症狀者體內有瘀血，而山楂具有一定的散瘀功效。對於緩解甲狀腺癌病情有一定療效。

【功用】

　　山楂，味酸、甘，微溫。歸脾胃、肝經。具有消食健胃，行氣散瘀作用。山楂中的總黃酮對腫瘤細胞的生長有顯著的抑制作用，主要是通過抑制腫瘤細胞DNA的生物合成，從而阻止癌細胞的分裂繁殖。亞硝胺、黃麴黴素均可誘發消化道癌症的發生或加重，而實驗研究表明，山楂提取液不僅能消除合成亞硝胺的前體物質，阻斷亞硝胺的合成及其致癌作用，還可抑制黃麴黴素的致癌作用，所以消化道癌症的高危人群應經常食用山楂。山楂中的杜荊素化合物，也具有抗腫瘤作用。

　　另外，山楂具有多種藥理作用：能增強心肌收縮力，增加心輸出量，減慢心率，擴張冠狀動脈血管，增加冠狀動脈流量，降低心肌耗氧量，改善心肌血氧供應，對心血管系統起到調整和改善作用。能促進腸道蠕動，對腸道功能紊亂有明顯的雙向調節作用，有助於機械性和化學性消化。通過調整心臟的收縮力和心率來實現降血壓作用，且

降壓作用持久。具有明顯降低血脂，減輕肝臟內各類脂質沉積作用，能顯著保護肝臟組織的生理生化功能，對高血脂和脂肪肝具有明顯的防治作用。還具有降血糖、抑制血栓形成、抗疲勞、抗氧化、抗菌消炎，增強免疫功能等作用。

【相關人群】

甲狀腺癌、惡性淋巴瘤、消化道腫瘤等各種腫瘤患者都適宜食用山楂防癌抗癌。癌症患者若出現消化不良時，可用山楂、大米一起煮粥食用，這樣既可助消化，又可有輔助抗癌的作用。中醫辨證有氣滯及瘀血表現者也適宜食用山楂來行氣散瘀。合併有高血壓、高血脂及動脈粥樣硬化的患者，也適宜食用山楂來降壓、降低血清膽固醇及甘油三酯、軟化血管。

胃潰瘍、十二指腸潰瘍、胃酸過多的病人，不宜吃山楂等含有機酸過多的水果，以免損傷胃黏膜，加重病情。而且，中醫認為，山楂只消不補，脾胃虛弱者不宜多食。糖尿病患者不宜食用山楂，健康的人食用山楂也應有所節制。

【食用注意】

山楂可促進胃酸分泌，因此不宜空腹食用。

木瓜

　　中醫認為，多數甲狀腺癌患者因體內存在氣滯和痰濕表現，出現頸前逐漸增大的腫塊，質地堅硬，摸到結節，有些患者還會感覺胸口悶，自覺有氣憋在胸中。偏於氣滯者可能還伴有兩側胸部走竄樣疼痛，甚至病情會隨著個人情緒有所波動；偏於痰濕者可能還伴有口淡無味，不想吃飯，甚至噁心、嘔吐，或感覺四肢困重等。因木瓜具有疏肝理氣、健脾化痰作用，是甲狀腺癌患者的食療佳品。

【功用】

　　木瓜，味甘，性平、微寒，歸肝、脾經。木瓜有舒筋、活絡、健脾開胃、疏肝止痛、祛風除濕之功效。木瓜蛋白酶能幫助蛋白質消化，黃酮類物質具有穩定血管、保持毛細血管彈性、降低血壓、抗潰瘍作用，有機酸具有消食、健胃、散瘀等功效。另外，研究證明木瓜有如下功效：

　　1.抗腫瘤：木瓜中的齊墩果酸、木瓜蛋白酶等多種活性物質，均有很好的抑制腫瘤的效果。試驗證明，木瓜提取物對白血病、胃癌、肝癌、黑色素瘤等多種腫瘤細胞都有很好的抑制作用。

　　2.抗菌消炎、鎮痛：木瓜對腸道菌、葡萄球菌、肺炎雙球菌和結核桿菌有明顯的抑制作用，且對各種關節炎也有一定的療效。

　　3.保肝：木瓜可減輕肝細胞壞死、促進肝細胞修復及降低血清丙氨酸轉移酶作用。

4.降血脂：木瓜能明顯降低血清膽固醇、過氧化脂質、動脈壁總膽固醇含量及動脈粥樣硬化的發生率，對動脈粥樣硬化的形成具有顯著的抑制作用。

【相關人群】

頭頸部腫瘤、消化道腫瘤、白血病等各種腫瘤患者都可食用木瓜輔助抗癌，尤其適宜於中醫辨證屬肝鬱氣滯、脾虛痰濕症者。患者放化療期間食用木瓜可防止血脂升高、減輕肝功能損傷，已經出現高脂血症或肝功能損傷的患者食用木瓜有助緩解病情。患者因脾虛出現食欲不振、噁心嘔吐、消化不良等表現時吃木瓜也有助益。

【食用注意】

木瓜中的番木瓜鹼，對人體有小毒，每次食量不宜過多，過敏體質者也應慎食。

桃子

甲狀腺癌患者病程中因為化療藥物的副作用、進食減少、缺少活動及精神緊張等多種原因都可能引起便秘；患者有時候還會伴有口乾、口渴等症狀。桃子能夠潤腸通便、養陰生津，可改善甲狀腺癌患者的上述症狀。

【功用】

桃子，性甘，味平，歸心、肝、大腸經。有補中益氣、養陰生津、潤腸通便的功效。尤其適用於伴有氣血兩虧、面黃肌瘦、心悸氣短、便秘、閉經等症狀的人，常吃桃子可以強身健體、延年益壽。《日華子諸家本草》還稱桃為「肺之果，肺病宜食之」。桃子含鐵量豐富，鐵元素是合成血紅蛋白的重要物質，可促進血紅蛋白生成，食桃可增強血紅蛋白再生能力，防治各種原因誘發的缺鐵性貧血。桃子含鉀多，含鈉少，適合水腫病人食用。

【相關人群】

各種腫瘤患者都可食用桃子防治便秘，化療期間因為化療藥物或者止吐藥的使用容易便秘，食用桃子可有很好的潤腸通便作用。腫瘤或高血壓患者出現面部浮腫或四肢水腫者食用桃子可改善症狀。放化療期間的患者易發生骨髓抑制，食用桃子可防治貧血。食用桃子還可緩解患者的口乾、口渴症狀。

雖然桃子營養豐富，富含膠質物，但桃子並非人人皆宜，尤其是一些特殊人群更應節制。桃味甘而性溫，過食則生熱，對於平時內熱偏盛、易生瘡癤者或已經上火的人來說，多吃桃子無異於「火上澆油」。

桃子的含糖量高，糖尿病患者如果不加節制過量進食，就會損害胰島功能，引起血糖和尿糖迅速上升，加重病情，故糖尿病患者宜慎食。桃子中含有大量的大分子物質，吃桃會增加腸胃負擔，造成腹痛、腹瀉，所以胃腸功能弱者不宜食用。

【食用注意】

　　吃桃前可用鹽直接搓桃子的表皮，然後再用水沖洗，能較乾淨地去除桃毛。沒有完全成熟的桃子最好不要吃，吃了會引起腹脹或腹瀉。有人吃桃會出現過敏，易過敏的人謹慎食用。

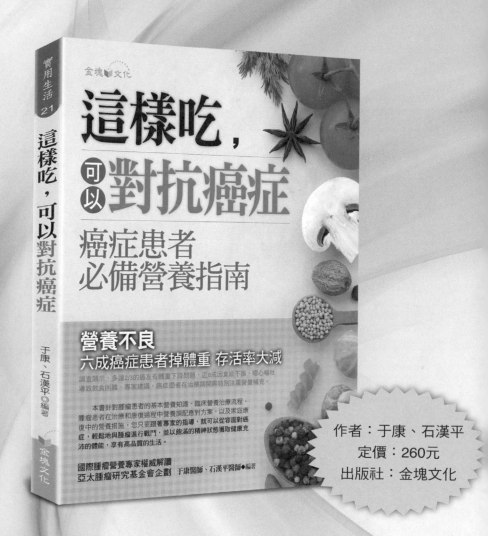

調查顯示，多達2/3的癌友有體重下降問題，近8成因食欲不振、惡心嘔吐導致
飲食困難，專家建議，癌症患者在治療期間需特別注重營養補充。

本書針對腫瘤患者的基本營養知識、臨床營養治療流程、腫瘤患者在治療和
康復過程中營養調配應對方案，以及家庭康復中的營養措施，您只要跟著專家的指
導，就可以從容面對癌症，輕鬆地與腫瘤進行戰鬥，並以飽滿的精神狀態獲取健康
充沛的體能，享有高品質的生活。

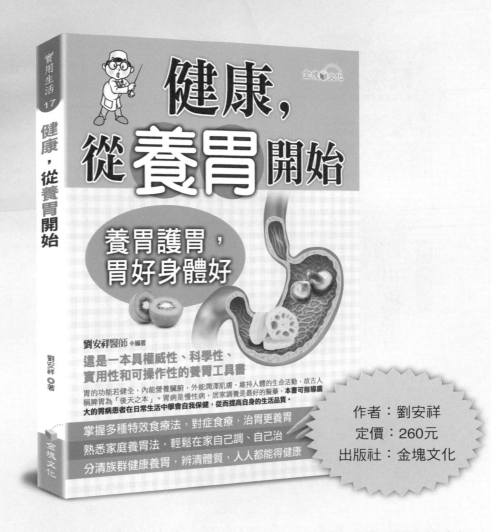

　　本書全面性地介紹了養胃的方法，內容包含飲食、運動、起居、護理等多個方面，意在告訴大家該如何調養，並從「未病先防，既病防變」的角度介紹預防胃病的相關知識，幫助您呵護胃健康。

　　從胃腸病的發病原因、臨床表現及常見的胃腸病防治等方面，觸及胃腸病的一般常識，著重在飲食養胃、運動健胃、生活護胃和醫藥治胃等方面，介紹了生活中如何正確養胃護胃的科學方法，另外還介紹了具有中醫特點的按摩養胃、四季養胃關鍵等，使患者能夠掌握生活中的各個面向，使胃腸功能保持在最佳狀態。

國家圖書館出版品預行編目資料

吃出抗癌力：10大癌症X10大抗癌食物 / 徐力, 鹿競文主編. －

初版. -- 新北市：金塊文化, 2015.11

面；　公分. -- (實用生活；22)

ISBN 978-986-91583-5-0(平裝)

1.癌症 2.健康飲食 3.食療

417.8　　　　　　104017114

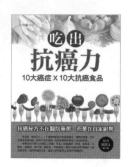

實用生活 22

吃出抗癌力——10大癌症 X 10大抗癌食品

金塊 文化

作　　　者：徐力、鹿競文
發 行 人：王志強
總 編 輯：余素珠
美 術 編 輯：JOHN平面設計工作室

出 版 社：金塊文化事業有限公司
地　　　址：新北市新莊區立信三街35巷2號12樓
電　　　話：02-2276-8940
傳　　　真：02-2276-3425
E - m a i l：nuggetsculture@yahoo.com.tw

匯 款 銀 行：上海商業銀行 新莊分行（總行代號 011）
匯 款 帳 號：25102000028053
戶　　　名：金塊文化事業有限公司

總 經 銷：商流文化事業有限公司
電　　　話：02-55799575
印　　　刷：大亞彩色印刷
初 版 一 刷：2015年10月
定　　　價：新台幣260元

ISBN：978-986-91583-5-0（平裝）